"十三五"卫生高等职业教育校院合作"双元"规划教材

供护理、助产及相关专业用

急危重症护理学

主 编

高占玲 邓 辉 陈远华

副主编

贾世磊 蔡少莲 陈 弘

编 者（按姓名汉语拼音排序）

敖 欢（乐山职业技术学院）　　　胡 姝（乐山职业技术学院）
蔡少莲（肇庆医学高等专科学校）　贾世磊（山东省烟台护士学校）
陈 弘（湖南环境生物职业技术学院）曲 男（山东中医药高等专科学校）
陈远华（江西医学高等专科学校）　全 胜（湖南环境生物职业技术学院）
邓 辉（重庆三峡医药高等专科学校）王春美（山东中医药高等专科学校）
高亚维（滨州医学院烟台附属医院）徐丽娜（菏泽医学专科学校）
高占玲（山东中医药高等专科学校）叶汪沁（江西医学高等专科学校）

北京大学医学出版社

JIWEI ZHONGZHENG HULIXUE

图书在版编目（CIP）数据

急危重症护理学 / 高占玲，邓辉，陈远华主编 . —北京：北京大学医学出版社，2019.6（2022.11 重印）

ISBN 978-7-5659-1991-6

Ⅰ . ①急… Ⅱ . ①高… ②邓… ③陈… Ⅲ . ①急危 - 护理 Ⅳ. ① R472.2

中国版本图书馆 CIP 数据核字（2019）第 081873 号

急危重症护理学

主　　编：高占玲　邓　辉　陈远华
出版发行：北京大学医学出版社
地　　址：（100191）北京市海淀区学院路 38 号　北京大学医学部院内
电　　话：发行部 010-82802230；图书邮购 010-82802495
网　　址：http://www.pumpress.com.cn
E-mail：booksale@bjmu.edu.cn
印　　刷：北京溢漾印刷有限公司
经　　销：新华书店
责任编辑：刘云涛　　　责任校对：靳新强　　　责任印制：李　啸
开　　本：850 mm×1168 mm　1/16　印张：8.75　字数：240 千字
版　　次：2019 年 6 月第 1 版　2022 年 11 月第 4 次印刷
书　　号：ISBN 978-7-5659-1991-6
定　　价：22.00 元
版权所有，违者必究
（凡属质量问题请与本社发行部联系退换）

出版说明

《国务院办公厅关于深化医教协同进一步推进医学教育改革与发展的意见》要求加快构建标准化、规范化医学人才培养体系,全面提升人才培养质量。明确指出要调整优化护理职业教育结构,大力发展高职护理教育。《国家职业教育改革实施方案》指出要促进产教融合育人,建设一大批校企"双元"合作开发的国家规划教材。新时期的护理职业教育面临前所未有的发展机遇和挑战。

高质量的教材是实施教育改革、提升人才培养质量的重要支撑。为深入贯彻《国家职业教育改革实施方案》,服务于新时期高职护理人才培养改革发展需求,北京大学医学出版社在教育部、国家卫生健康委员会相关机构和职业教育教学指导委员会的指导下,经过前期广泛调研、系统规划,启动了这套"双元"数字融合高职护理教材建设。指导思想是:坚持"三基、五性",符合最新的国家高职护理类专业教学标准,结合高职教学诊改和专业评估精神,突出职业教育特色和专业特色,与护士执业资格考试大纲要求、岗位需求对接。体现以人为本、以患者为中心的整体护理理念,强化技能训练,既满足多数院校教学实际,又适度引领教学。实践产教融合、校院合作,打造深度数字融合的精品教材。

教材的主要特点如下:

1. 全国专家荟萃

遴选全国近 40 所院校具有丰富教学经验的骨干教师参与建设,力求使教材的内容和深浅度具有全国普适性。

2. 产教融合共建

吸纳附属医院或教学医院的临床护理双师型教师参与教材编写、审稿,学校教师与行业专家"双元"共建,保证教材内容符合行业发展、符合多数医院护理实际和人才培养需求。

3. 双重专家审定

聘请知名护理专家审定教材内容，保证教材的科学性、先进性；聘请知名职教专家审定教材的职教特色和规范。

4. 教材体系完备

针对各地院校课程设置的差异，部分教材实行"双轨制"。如既有《正常人体结构》，又有《人体解剖学》《组织学与胚胎学》；既有《护理学基础》，又有《护理学导论》《基础护理学》，便于各地院校灵活选用。

5. 职教特色鲜明

结合护士执业资格考试大纲，教材内容"必需、够用，图文并茂"。以职业技能和岗位胜任力培养为根本，以学生为中心，贴近高职学生认知，采用布鲁姆学习目标，加入"案例/情景""知识链接""小结""实训""自测题"等模块，提炼"思维导图"。

6. 纸质数字融合

将纸质教材与二维码技术相结合，融PPT、图片、微课、动画、护理技能视频、模拟考试、护考考点解析音频等于一体，实现了以纸质教材为核心、配套数字教学资源的融媒体教材建设。

本套教材的组织、编写得到了多方面大力支持。很多院校教学管理部门提出了很好的建议，职教专家对编写过程精心指导、把关，行业医院的临床护理专家热心审稿，为锤炼精品教材、服务教学改革、提高人才培养质量而无私奉献。在此一并致以衷心的感谢！

希望广大师生多提宝贵意见，反馈使用信息，以臻完善教材内容，为新时期我国高职护理教育发展和人才培养做出贡献！

"十三五"卫生高等职业教育校院合作"双元"规划教材审定委员会

顾　　问　杨爱平（国家卫生健康委能力建设和继续教育中心）
　　　　　　郑修霞（北京大学护理学院）
　　　　　　赵志群（北京师范大学教育学部）

主任委员　刘　晨（国家卫生健康委能力建设和继续教育中心）

副主任委员　张彦文（天津医学高等专科学校）
　　　　　　李　琳（菏泽医学专科学校）
　　　　　　沈国星（漳州卫生职业学院）
　　　　　　袁　宁（青海卫生职业技术学院）
　　　　　　蔡德周（人理护理职业学院）

委　　员（按姓名汉语拼音排序）

陈方军（肇庆医学高等专科学校）	田朝晖（呼伦贝尔职业技术学院）
陈鸣鸣（江苏护理职业学院）	王　平（阜阳职业技术学院）
邓朝晖（贵阳护理职业学院）	文玉萍（广西科技大学）
丁炎明（北京大学第一医院）	吴　勇（黔东南民族职业技术学院）
冯春林（遵义医药高等专科学校）	杨　翀（广州卫生职业技术学院）
高健群（宜春职业技术学院）	杨桂荣（湖北职业技术学院）
高　强（济南护理职业学院）	姚永萍（四川护理职业学院）
李葆华（北京大学第三医院）	於学良（苏州卫生职业技术学院）
马　莉（唐山职业技术学院）	战文翔（山东中医药高等专科学校）
宁国强（江西医学高等专科学校）	张晓静（北京协和医院）
秦立国（铁岭卫生职业学院）	张学河（乐山职业技术学院）
谭　工（重庆三峡医药高等专科学校）	赵其辉（湖南环境生物职业技术学院）

序

湛蓝天空映衬昆明湖碧波粼粼，湖畔长廊蜿蜒诉说历史蹉跎，万寿山风清气爽，昂首托起那富贵琉璃的智慧海、吉祥云。护理融有科学、技术、人文及艺术特质，其基本任务是帮助人维持健康、恢复健康和提升健康水平。护士被誉为佑护健康与生命的天使。在承载这崇高使命的教育殿堂，老师和学生们敬畏生命、善良真诚、严谨求实、德厚技精。

再览善存之竖版护理教材——**《护病新编》**（1919年，车以轮等译，中国博医会发行），回想我国护理教育发展历程，尤其20世纪80年代以来，在护理和教育两个领域的研究与实践交汇融合中，护理教育经历了"医疗各科知识+护理、各科医学及护理、临床分科护理学或生命周期分阶段护理"等三个阶段。1985年首开英护班，1991年在卫生部相关部门支持下，成立全国英护教育协作会，从研究涉外护理入手，进行护理教育改革；1989年始推广目标教学，建立知识、技能、态度的分类目标，使用行为动词表述，引导相应教学方法的改革；1994年开始推进系统化整体护理；1997年卫生部颁布护理专业教学计划和教学大纲，建构临床分科护理学课程体系，新开设精神科护理、护士礼仪等六门课程。2000年行业部委院校统一划转教育部管理，为中高职护理教育注入了现代职业教育的新鲜"血液"。教育部组织行业专家制定了专业目录，将护理专业确定为83个重点建设专业之一，并于2003年列入教育部技能型紧缺人才培养培训工程的4个专业之一，在国内首次采用了生命周期模式，开始推进行动导向教学；2018年高职护理专业教学标准（征求意见稿）再次采纳了生命周期模式。客观地看，在一个历史阶段，因为教育理念和教学资源等差异，院校可能选择不相同的课程模式。

当前，全国正在落实**《"健康中国2030"规划纲要》**和**《国家职业教育改革实施方案》**，在人民群众对美好生活的向往和护理、职业教育极大发展的背景下，护理教育教学及教材的改革创新迫在眉睫。北京大学医学部是百余年前中国政府依靠自己的力量开办的第一所专门传授现代医学的国立学校，历经沧桑，文化厚重，对中国医学事业发展有着卓越贡献。北京大学医学出版社积极应对新时期、新任务和新要求，组织全国富有教学与实践经验的资深教师和临床专家，共同编写了本套高职护理专业教材，为院校教改与创新提供了重要保障。

教材支撑教学，辅助教学，引导学习。教学过程中，教师需要根据自己的教学设计对教材进行二次开发。现代职业教育不是学科化课程简版，不应盲目追求技术操作，不停留在零散碎片的基本知识或基本技能的"名义能力"层面，而是从工作领域典型工作任务引导学习领域课程搭建，以工作过程为导向，将知识和操作融于工作过程，通过产教融合和理实一体，系统地从工作过程出发，延伸到工作情境、劳动组织结构、经济、使用价值、质量保证、社会与文化、环境保护、可持续发展及创新等方面，培养学生从整体角度运用相对最佳的方法技术完成工作任务。这些职业教育需达成的基本能力维度与护理有着相近的承载空间，现代职教理念和方法对引导我国护理教育深化与拓展具有较大的意义。

本套教材主编、编者和出版社老师们对课程体系科学建构，教学内容合理组织，字里行间精心雕琢，信息技术恰当完善。本套教材可与情境教学、项目教学、PBL、模块教学、任务驱动教学等配合使用。新技术的运用丰富了教学内容，拓展了学生视野，强化了教学重点，化解了教学难点，提示了护考要点，将增强学生专业信心，提高学生学习兴趣。

教材与教学改革相互支撑，相辅相成，它们被人类社会进步不断涌现的新需求、新观念、新理论、新方法、新技术引导与推动，永远不会停步。它是朝阳，充满希望；是常青树，带给耕耘者硕果累累。

前 言

人民群众对医疗护理服务的需求日渐增高，国家推出《"健康中国2030"规划纲要》和深化医改的重要任务，急危重症患者的救护水平受到社会与医疗机构的高度重视。临床实践中，对急危重症能否及时、准确地判断和救护，直接关系到患者的抢救成败与生命安危，急危重症患者的抢救和监护能力已成为临床护理人员的核心职业能力，"急危重症护理学"是护理专业人才培养的必修课程。

依照《国家职业教育改革实施方案》的要求，本教材配合"急危重症护理学"的课程改革，围绕国家护理专业人才培养目标，以本专业工作领域为主要内容框架，运用护理程序，适当汲取急危重症护理领域的新知识、新进展和新技术，保证教材的科学性、实用性、先进性。编写过程中，采用促进对职业的认同、职业素养的培养的编写模式，体现"以人为本"的护理理念。每章（节）前以典型案例导入，并提出问题或任务，引导学生思考本章（节）内容；增设知识链接栏目，拓展与深化学习容量；课后设置自测题，便于学生反思所学。

本教材在编写、审定和出版过程中得到各位编者和所在单位的热忱指导和帮助；参阅了大量同仁的研究资料或教材，在此一并表示真诚地感谢。由于编者水平和能力有限，本教材难免有疏漏和不妥之处，敬请用书院校老师和同学们指正。

编　者

二维码资源索引

资源名称	资源类型	页码
脉搏测量	视频	32
血压测量	视频	32
心电监测	视频	37
呼吸测量	视频	37
血氧饱和度监测	视频	38
体温测量	视频	38
动脉血标本采集	视频	42
心肺复苏	视频	48
冰袋使用法	视频	52
冰帽使用法	视频	52
除颤仪的使用	视频	54
经鼻/口腔呼吸痰法	视频	55
洗胃	视频	78
氧疗	视频	88
冰袋使用法	视频	99

目 录

第一章 绪论 … 1
第一节 急危重症护理学发展史 … 2
一、急危重症护理学的起源与发展 … 2
二、我国急危重症护理学的建立与发展 … 2
第二节 急危重症护理工作范畴 … 3
一、院前急救 … 3
二、急诊科救护 … 3
三、重症监护 … 3
四、灾难救援 … 3
五、急危重症护理人才培训和科研工作 … 4
第三节 急救医疗服务体系 … 4
一、急救医疗服务体系的组成 … 4
二、急救医疗服务体系的管理 … 5

第二章 院前急救与护理 … 7
第一节 院前急救概述 … 8
一、院前急救的重要性 … 8
二、院前急救的特点 … 9
三、院前急救的任务 … 9
四、院前急救的原则 … 10
五、我国院前急救服务系统设置与管理 … 11
第二节 院前急救护理 … 13
一、现场评估与呼救 … 14
二、检伤分类 … 14
三、现场救护 … 15
四、搬运与转送 … 16

第三章 医院急诊科 … 19
第一节 急诊科的设置与任务 … 20
一、急诊科的设置 … 20

目录

　　二、急诊科的工作任务 …………………………………… 22
第二节　急诊科的护理工作 …………………………………… 22
　　一、急诊科护理工作特点 ………………………………… 22
　　二、急诊科护理工作流程 ………………………………… 23
第三节　急诊科护理管理 ……………………………………… 24
　　一、急诊科护理人员配备 ………………………………… 25
　　二、急诊科主要制度 ……………………………………… 25
　　三、急诊科护理人员的素质要求 ………………………… 25

第四章　重症监护 …………………………………………… 27

第一节　ICU 的设置与管理 …………………………………… 28
　　一、ICU 的设置 …………………………………………… 28
　　二、ICU 模式 ……………………………………………… 29
　　三、ICU 的收治对象与收治程序 ………………………… 30
　　四、ICU 的管理 …………………………………………… 30
第二节　重症监护技术 ………………………………………… 32
　　一、血流动力学监测 ……………………………………… 32
　　二、心电监护 ……………………………………………… 35
　　三、呼吸系统监测 ………………………………………… 37
　　四、体温的监测 …………………………………………… 38
　　五、肾功能监测 …………………………………………… 39
　　六、脑功能监测 …………………………………………… 40
　　七、动脉血气和酸碱度监测 ……………………………… 42

第五章　常用急救技术 ……………………………………… 45

第一节　心肺脑复苏术 ………………………………………… 46
　　一、心搏骤停 ……………………………………………… 46
　　二、心肺脑复苏 …………………………………………… 48
第二节　心脏电复律术 ………………………………………… 53
　　一、适应证与禁忌证 ……………………………………… 53
　　二、操作程序 ……………………………………………… 54
　　三、注意事项 ……………………………………………… 54
第三节　人工气道的建立 ……………………………………… 55
　　一、气管内插管术 ………………………………………… 55
　　二、气管切开术 …………………………………………… 56
　　三、环甲膜穿刺术 ………………………………………… 58
　　四、呼吸机的使用 ………………………………………… 58
第四节　创伤急救技术 ………………………………………… 60
　　一、止血 …………………………………………………… 61
　　二、包扎 …………………………………………………… 64
　　三、固定 …………………………………………………… 69
　　四、搬运 …………………………………………………… 70

第六章 急性中毒患者的救护 …………………………………………… 74

第一节 概述 ……………………………………………………………… 75
一、病因与中毒机制 ………………………………………………… 75
二、病情评估 ………………………………………………………… 76
三、救治与护理 ……………………………………………………… 77

第二节 有机磷杀虫药中毒 ……………………………………………… 80
一、病因与中毒机制 ………………………………………………… 80
二、病情评估 ………………………………………………………… 81
三、救治与护理 ……………………………………………………… 82

第三节 镇静催眠药中毒 ………………………………………………… 84
一、病因与中毒机制 ………………………………………………… 84
二、病情评估 ………………………………………………………… 85
三、救治与护理 ……………………………………………………… 85

第四节 急性一氧化碳中毒 ……………………………………………… 86
一、病因与中毒机制 ………………………………………………… 87
二、病情评估 ………………………………………………………… 87
三、救治与护理 ……………………………………………………… 88

第五节 急性酒精中毒 …………………………………………………… 89
一、病因与中毒机制 ………………………………………………… 89
二、病情评估 ………………………………………………………… 90
三、救治与护理 ……………………………………………………… 90

第五节 急性百草枯中毒 ………………………………………………… 91
一、病因与中毒机制 ………………………………………………… 91
二、病情评估 ………………………………………………………… 91
三、救治与护理 ……………………………………………………… 92

第七章 意外伤害患者的救护 …………………………………………… 95

第一节 中暑 ……………………………………………………………… 97
一、病因及发病机制 ………………………………………………… 97
二、病情评估 ………………………………………………………… 97
三、现场救护 ………………………………………………………… 98
四、院内救护 ………………………………………………………… 99
五、护理措施 ………………………………………………………… 100
六、健康指导 ………………………………………………………… 100

第二节 淹溺 ……………………………………………………………… 101
一、病因及发病机制 ………………………………………………… 101
二、病情评估 ………………………………………………………… 102
三、现场救护 ………………………………………………………… 102
四、院内救护 ………………………………………………………… 103
五、护理措施 ………………………………………………………… 104
六、健康指导 ………………………………………………………… 105

第三节 电击伤 …………………………………………………………… 105

目录

  一、病因及发病机制 ……………………………………………………………… 105
  二、病情评估 …………………………………………………………………… 106
  三、现场救护 …………………………………………………………………… 107
  四、院内救护 …………………………………………………………………… 107
  五、护理措施 …………………………………………………………………… 108
  六、健康指导 …………………………………………………………………… 108
 第四节 气管异物 …………………………………………………………………… 109
  一、病因及发病机制 ……………………………………………………………… 109
  二、病情评估 …………………………………………………………………… 109
  三、现场急救 …………………………………………………………………… 110

第八章 灾难事故的现场救护 …………………………………………………… 113

 第一节 概述 ……………………………………………………………………… 114
  一、灾难的定义与分类 …………………………………………………………… 114
  二、灾难事故现场救护的特点 …………………………………………………… 114
 第二节 常见灾难事故的现场救护 ……………………………………………… 114
  一、地震 ………………………………………………………………………… 114
  二、火灾 ………………………………………………………………………… 116
  三、水灾 ………………………………………………………………………… 116
  四、矿难 ………………………………………………………………………… 117
  五、危险化学品事故 ……………………………………………………………… 118

附录 自测题参考答案 …………………………………………………………… 121

中英文专业词汇索引 ………………………………………………………………… 123

主要参考文献 ………………………………………………………………………… 124

第一章 绪　论

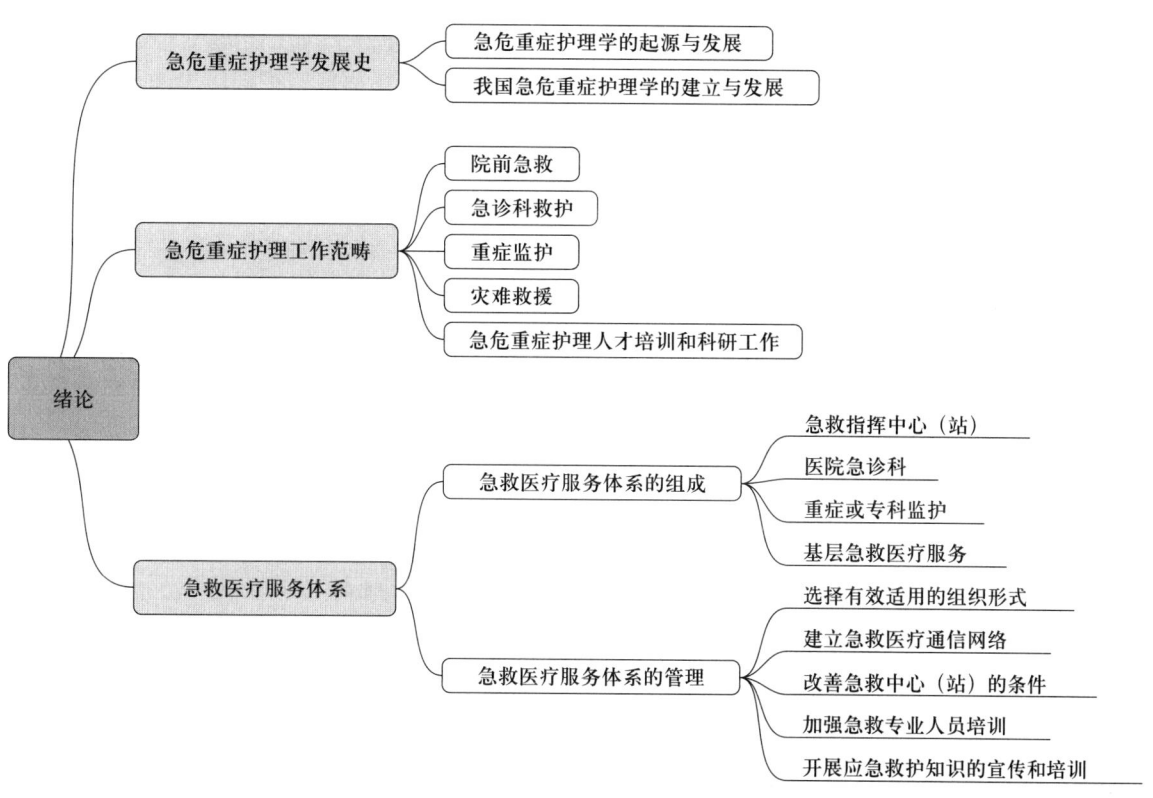

学习目标

1. 知道急危重症护理学的发展史及急危重症护理工作范畴。
2. 说出急救医疗服务体系的组成及管理。

急危重症护理学是以挽救患者的生命、提高抢救成功率、促进患者康复、减少伤残率、提高生命质量为目的，以现代医学和护理学知识为基础，研究急危重症患者抢救、护理和科学管理的一门综合性应用性学科。

急危重症护理学是护理学的组成部分，又是急危重症医学的重要组成部分。随着民众生活方式的改变，疾病谱的变化，各种自然灾害和突发公共卫生事件多发，促使急救工作越来越受到重视。急危重症护理专业发展迅速，在社会医疗保健工作中发挥着越来越重要的作用。

第一节 急危重症护理学发展史

一、急危重症护理学的起源与发展

急危重症护理学始于19世纪南丁格尔时代。1854—1856年，英国、俄罗斯、土耳其在克里米亚交战时期，前线战伤的英国士兵死亡率高达42%，南丁格尔率领38名护士前往前线救护，使伤兵死亡率降到2.2%。这充分说明了急危重症护理技术的有效实施在急危重症患者抢救中的重要作用。

20世纪50年代初期，北欧发生了脊髓灰质炎大流行，许多患者因呼吸肌麻痹而出现呼吸衰竭，将患者集中起来，辅以"铁肺"治疗，效果良好，这是世界上最早的用于监护呼吸衰竭患者的"监护病房"。20世纪60年代，电子仪器设备的发展，心电示波器、电除颤器、呼吸机、血液透析机等现代监护和急救设备广泛应用于临床，急危重症护理工作进入了有抢救设备的新阶段。60年代后期，现代监护仪器设备的集中使用，促进了重症监护病房（intensive care unit，ICU）的建立，也使急危重症护理的理论与实践得到快速发展。

美国是急危重症医学的发源地。1966年美国颁布了《公路安全条例》，提出了院前救护的概念；1968年麻省理工学院倡导建立"急救医疗服务体系"；1973年开始实施《急救医疗系统条例》，发展全面的急救医疗服务系统，各城市完善和形成了急救网络组织，规定"911"为全国统一的急救呼叫号码。1975年5月，国际红十字会在联邦德国召开了急救医疗会议，提出了急救事业国际化、国际互助和标准化的方针，并提出急救车装备必要的仪器、国际统一急救电话号码及交流急救经验等。1979年，国际上正式承认急危重症医学是一门独立学科，急危重症护理学也成为护理学中的一门重要学科。

> **知识链接**
>
> **"铁肺"——最早的重症监护病房**
>
> 肺没有自己的肌肉，它受胸廓和膈肌运动的控制。当膈肌向上运动时，空气被挤压出去；当膈肌向下运动时，空气被吸进去。菲利普·德林克发明了"铁肺"，能支持患者呼吸。铁肺是一个连接着泵的密闭铁盒子，患者的头部伸在外面。"铁肺"拯救了许多人的生命。它是第一个代替人体器官功能的机器。当铁肺中的压力降低时，新鲜空气进入到肺内；当铁肺中的压力升高时，肺内的空气被压出去。

二、我国急危重症护理学的建立与发展

我国急危重症护理事业经历了从简单到逐步完善形成新学科的发展过程。20世纪50年代，我国各医院普遍将危重症患者集中在靠近护士站的危重病房或抢救室，便于护士密切观察与护理。20世纪70年代建立了心脏监护病房（coronary care unit，CCU），将心脏手术后患者先送到监护室进行监护，清醒后再转回普通病房。1980年10月原卫生部颁发了《关于加强城市急救工作的意见》的文件，要求根据条件加强急救工作。1983年原卫生部又颁发了《医院急诊室（科）建设方案（试行）》，明确规定了急诊科（室）的工作任务，急诊医疗的发展方向、组织与管理，并要求建立、健全急诊医疗护理的规章制度。1986年11月我国颁布了《中华人民共和国急救医疗法》，从此我国的急危重症医学、急危重症护理工作有法可依步入正轨。1986年12月，中华医学会批准正式成立了"中华医学会急诊医学分会"，标志着急危重症医学在我

国被正式认可为一门独立的医学学科,开创了我国急危重症医学事业发展的新阶段。同年,原卫生部与原邮电部联合将中国的急救特服电话号码设为"120",由此推动了急危重症护理工作健康蓬勃地发展。

中华护理学会、各省市护理学会及护理教育中心举办了多次急危重症护理学习班,为开展急危重症护理工作及急危重症护理队伍壮大培养了一大批专业人才。同时,国家教育部将急危重症护理学确立为护理学科的必修课程,高等医学院校本科、专科护理教育都开设了急危重症护理学课程,研究生培养也设置了急危重症护理学的研究方向,为我国的急危重症护理专业培养了专业性人才。目前,我国急救医疗服务体系(emergency medical service system,EMSS)基本健全,急救网络逐步形成,全民急救意识普遍提高,社区服务和家庭服务的出现,使急危重症护理学的内容和范畴不断扩展,急危重症护理学在 EMSS 中已显示出举足轻重的地位和作用。

第二节　急危重症护理工作范畴

随着急危重症医学的发展,急危重症护理学工作范畴不断扩大,内容更加丰富。主要包括院前急救、急诊科救护、重症监护、灾难救援、急危重症护理人才培训和科研工作。

一、院前急救

院前急救是指急危重症患者到达医院之前的医疗救护,主要包括现场评估与呼救、伤患者检伤分类、现场救护及患者搬运及转运等环节。及时有效的院前急救,对维护患者的生命,防止再损伤,减轻患者的痛苦,为进一步诊治创造条件,提高抢救成功率,减少病残率均具有极其重要的意义。

院前急救是 EMSS 的第一个环节,也是关键的一步,需要得到政府和社会各界的重视与支持及全民的参与,做好急救知识和初步急救技能的普及工作,提高民众的自救和互救能力,使现场的第一目击者能首先给患者实施必要的初步急救。科学的管理体系,广大民众的积极参与和专业人员的共同努力,急救通讯、调度、指挥系统的不断完善,将使院前急救质量得到不断提高。

二、急诊科救护

急诊科作为医院的独立科室,是医院急危重症患者的首诊场所,24 h 开放,承担急症患者的急诊接诊、急危重患者抢救、突发公共卫生事件救援等多项工作。急诊科是医院医疗和护理工作的前哨,工作质量的优劣直接关系到患者的生命安危,可反映一所医院的管理和医疗技术水平。因此,加强急诊护理工作管理,提高急危重症护理质量,已成为医院急诊科建设的重要课题。

急诊科应具备与急救工作相适应的工作环境、设施设备和急救物品等条件,应配备受过专门训练、掌握急危重症医学专业知识和技能的医护人员,能够对各类危重患者进行有效的抢救和必要的监护。

三、重症监护

重症监护是指受过专门培训的医护人员在配备有先进监护和救治设备的监护病房,接受由急诊科和院内有关科室转来的危重患者,对心肺脑复苏术后、休克、昏迷、多器官功能衰竭、严重水电解质酸碱失衡、急性多发性创伤等急危重症患者进行全面监护与治疗。

四、灾难救援

灾难救援是指对自然灾难(地震、火山爆发、台风、洪水等)和人为灾难(交通事故、放射性污染、战争等）所造成的人员伤害提供迅速有效的紧急救护与援助。灾难救援需要得到政府和社会各界的重视、支持和帮助，尤其是大型灾害事故及战地救援，需要动员社会各界的力量，有组织、有计划地协调工作，统筹合理安排人力、物力、财力，在最短时间争取最佳的救援效果。

五、急危重症护理人才培训和科研工作

急危重症事业快速发展，急危重症护理岗位专业化程度越来越高，急危重症护理人员需要不断加强专业学习、培训和研究。相关机构应组织护理人员学习急危重症医学中急危重症护理学的相关知识和技能，有计划地组织急危重症知识讲座，举办急危重症技术培训，加强急危重症护理学科学研究及信息交流，使急危重症护理学教学、科研与实践紧密结合，以促进人才培养，提高急危重症护理人员的专业技术水平。

第三节　急救医疗服务体系

急救医疗服务体系（emergency medical service system，EMSS）是集院前急救、院内急诊科诊治、重症监护病房（ICU）救护和各专科的"生命绿色通道"为一体的急救网络，即院前急救负责现场急救和途中转运救护，急诊科和ICU负责院内救护。它们既有各自的工作职责和任务，又相互密切联系，构成一个科学、高效、严密的组织和统一指挥的急救网络。一个完整的EMSS包括完善的急救网络通讯指挥系统、现场急救组织、有监护和急救装置的运输工具、高水平的医院内急救服务机构和重症监护病房。

一、急救医疗服务体系的组成

（一）急救指挥中心（站）

目前，我国地市级及以上城市均建有急救中心，急救中心下设若干急救站。急救中心统一指挥全市日常急救工作和上级指派的临时救护任务，其主要职责是从"120"报警呼叫之初就开始有组织地指挥、协调现场急救，合理分诊、分流患者，最大效能地发挥EMSS的优势与作用。急救站在急救中心的领导下，担负一定的现场抢救工作，负责对急危重症患者和意外事故伤病员进行现场急救和转运。急救中心（站）还应承担一定的科研、教学任务，充分利用中心（站）的专业优势，开展急救知识的普及与宣传工作。

（二）医院急诊科

急诊科是院内救护的首诊场所，是院前急救的延续，也是急救医疗服务体系的重要环节。急诊科实行24 h开放制，承担急救站转送来的和来诊的急危重症患者的诊治、抢救和留院观察工作。在我国，有些城市的医院急诊科同时承担急救站的任务。急诊科是医院急危重症患者最为集中、病种最多、抢救和管理任务最为繁重的科室，也是容易产生医患纠纷的科室，急诊科在医疗护理过程中除应以"急"为中心外，还应特别关注医患沟通。急诊科是医院的窗口科室，其医护服务水平是医院整体医护水平的缩影。

（三）重症或专科监护

重症或专科监护是指应用现代医学理论、先进的诊断方法和监测技术，由专业化的医护人员对急危重症患者进行连续监测、诊断、强化治疗与护理。作为EMSS的重要环节，系统的、高质量的医学监护和救治是提高急危重症患者的抢救成功率、降低死亡率和伤残率的重要保障。

（四）基层急救医疗服务

乡镇卫生院、社区卫生服务站作为最基层的医疗服务机构，在急救医疗服务体系中应发挥

重要的作用，使急救网络更加接近现场，为患者提供及时有效的急救服务。其主要的工作职责包括在急救专业机构的指导下，学习和掌握现场救护的基本知识及技术操作；负责所在社区的防火、防毒、战伤救护等知识的宣传教育工作；当意外灾害发生时，在急救专业人员到达前及时、正确地组织民众开展自救、互救工作。

二、急救医疗服务体系的管理

（一）选择有效适用的组织形式

我国人口众多，区域经济发展差异较大，卫生资源配置不均衡，EMSS布局不尽合理，急救中心（站）的组织形式可以根据当地实际情况决定。可以独立成一系统，根据区域面积和人口密度分布情况，划分区段设置分站，完成全城急救通讯、指挥、现场急救、安全运送任务；也可以依托一个或几个综合性医院，仅发挥通讯、协调和指挥作用。

（二）建立急救医疗通信网络

灵敏高效的急救医疗通信网络是提高急救应急能力的硬件保障。快速发展的现代信息技术与通信技术，为急救通信网络的建立与发展奠定了基础。急救中心通信系统应当具备系统集成、救护车定位追踪、呼叫号码和位置显示、计算机辅助指挥、移动数据传输、无线集群语音通信等功能。构建全方位、立体化的急救通信网络，使急救信息的接受、传递和调度在所有急救站、救护车辆、医院急诊科之间畅通无阻。

（三）改善急救中心（站）的条件

配置快捷、功能齐全的转运工具，发达地区可构建陆、海、空立体急救运输网络。救护车配备先进的急救、监护及通讯设备。要有足够的急救人员编制，24 h值班，1~2名急救人员随车出诊，以便进行及时有效的现场救护和运送途中的监护。

（四）加强急救专业人员培训

建立健全急救人员长效培训机制，不断提高专业急救人员的急救意识和群体素质，是保证急救质量的关键。建立院前急救人员准入制度，确保院前急救人员都经过专业培训并具备相应的业务水平和能力。EMSS管理人员需要具有医学资格并接受相关专业管理培训。建立复训制度，有计划地组织急救知识讲座、急救新技术培训，积极开展急救护理学术与信息交流，更新急救理念，使急救护理教学、科研、实践紧密结合，促进急救护理人才培养，适应快速发展的急救事业需求。

（五）开展应急救护知识的宣传和培训

急救中心（站）、红十字会和各级医疗机构有义务在公众中进行应急救护知识的宣传，提高公众对应急救护重要性的认识，普及现场救护技术。培养"第一目击者"，即在突发伤害、危重疾病现场为患者提供紧急救护的志愿者。在救护车赶到前，"第一目击者"采用正确的急救措施，将为患者后续的专业救治提供支持和保障。

（高占玲　王春美）

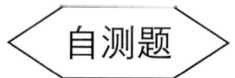

选择题

1. 急危重症医学发展最快的国家是
   A. 英国　　　B. 日本　　　C. 美国　　　D. 加拿大　　　E. 德国
2. 国际上正式承认急危重症医学为一门独立学科是在

A. 1972 年　　B. 1979 年　　C. 1980 年　　D. 1982 年　　E. 1986 年
3. 我国急救特服电话号码是
　　A. 112　　B. 119　　C. 110　　D. 114　　E. 120
4. EMSS 由哪三部分组成
　　A. 通讯指挥系统、现场急救组织、有监测的急救运输工具
　　B. 院前急救、医院急诊科（室）急救、医院 ICU 急救
　　C. 现场急救组织、医院急诊科（室）急救、医院 ICU 急救
　　D. 通讯指挥系统、现场急救、途中转运与监护
　　E. 现场急救、医院急诊科（室）急救、医院 ICU 急救

第二章 院前急救与护理

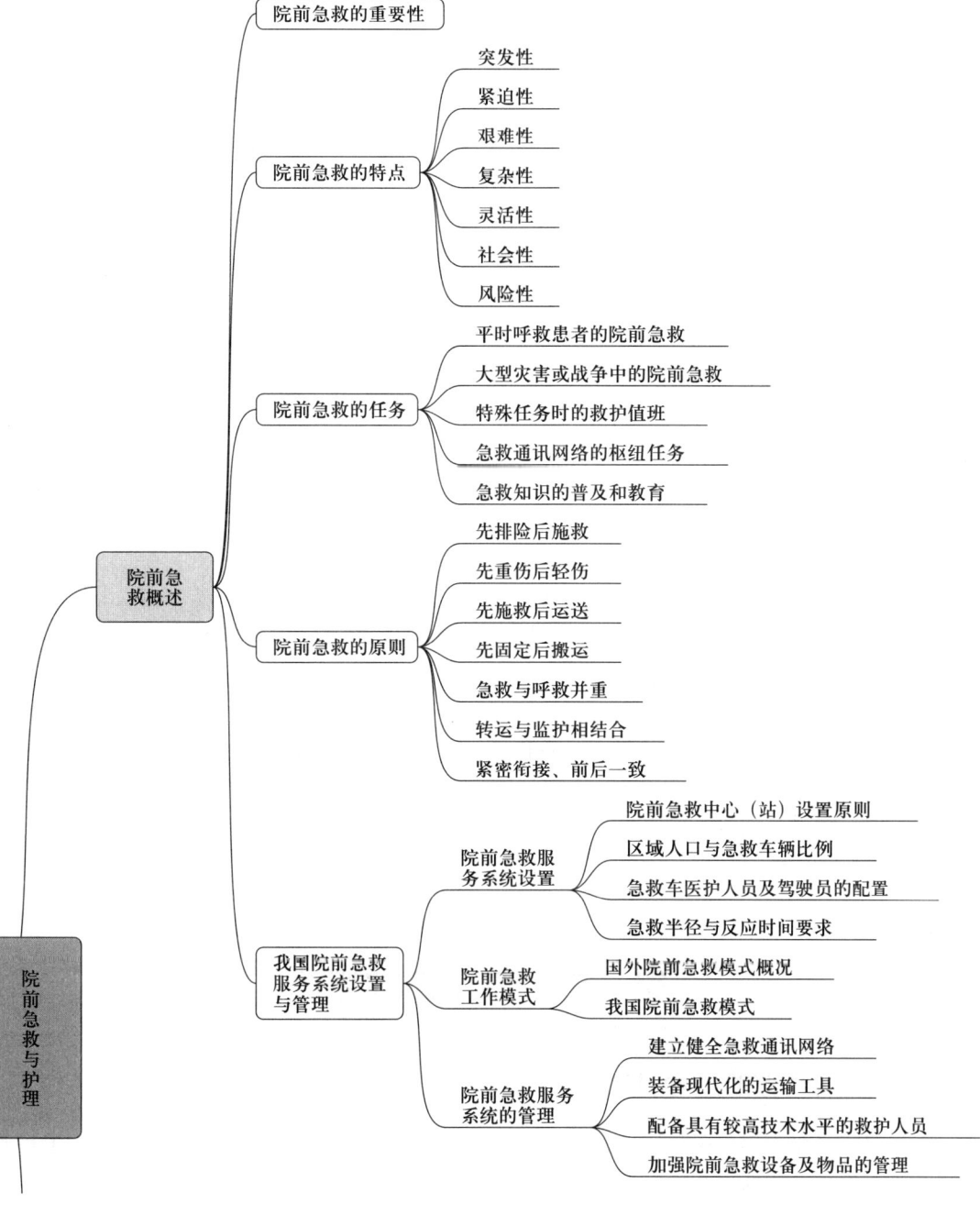

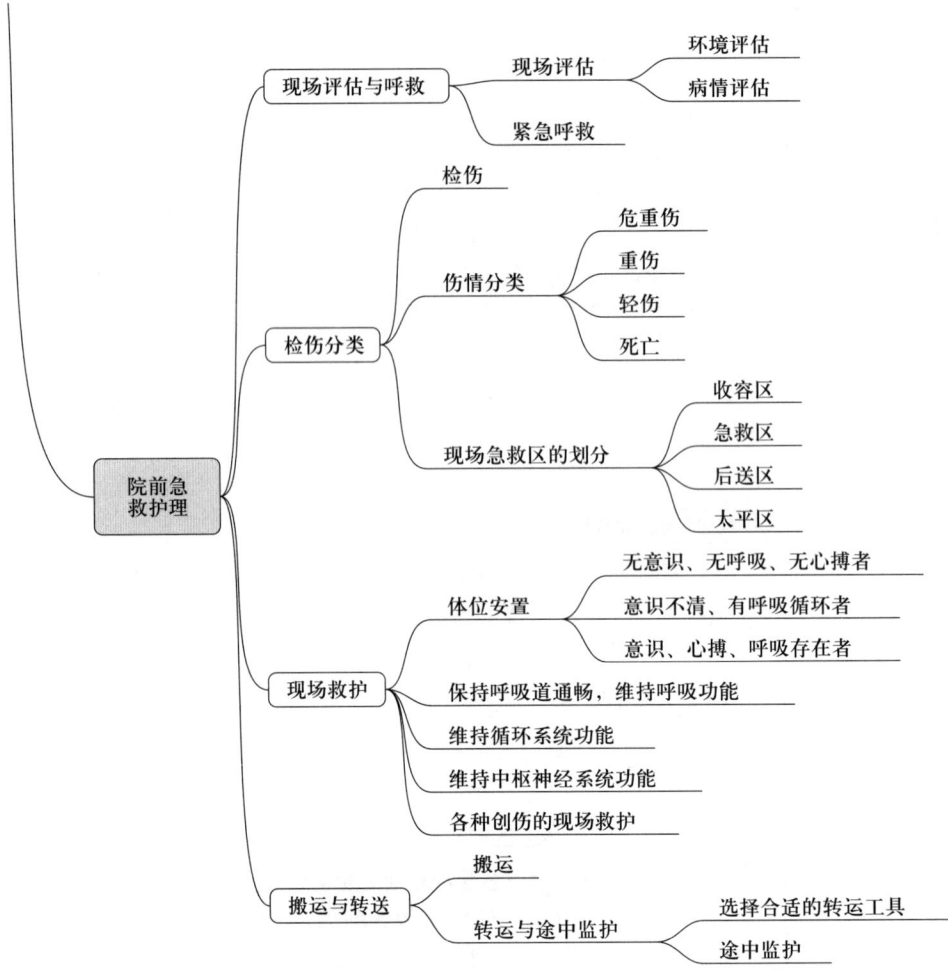

 学习目标

1. 知道院前急救的任务、特点及原则。
2. 具有对院前急救患者进行现场评估、分类、病情观察和现场救护的能力。
3. 养成临床观察和分析的意识，重视运用临床观察和分析基本方法对急危重症患者实施观察。

院前急救（pre-hospital emergency medical care）又称院外救护或现场救护，是指在进入医院前对各种危及生命的急症、创伤、中毒、灾害事故等伤病者进行现场救护、转运及途中监护的统称，即在患者发病或受伤开始到医院就医之前这一阶段的救护。其主要目的是挽救患者的生命，提高抢救成功率和生活质量，减少伤残率和死亡率。

第一节 院前急救概述

一、院前急救的重要性

院前急救是整个急救医疗服务体系的子系统，是社会保障体系的重要组成部分，也是城市经济发展、精神文明建设和综合服务能力的重要标志，对于发挥政府职能、保证群众健康、促进社会发展都具有极为重要的作用。院前急救虽是暂时、应急的，但及时有效的现场救护、快速安全地转送患者，可以为挽救患者生命赢得宝贵的抢救时机，为院内进一步救治打下坚实的基础。没有院前急救的争分夺秒，即使院内设施再好，医务工作者医术再高也难以起死回生。院前急救工作可反映一个国家的急救医疗反应能力、急救医学水平、组织管理及公共福利的综合能力，其成效是衡量一个国家、地区急救工作水平和能力高低的标志。但是院前急救的成功率不仅取决于院前的医疗救护水平，还与公民的自我保护意识、自救与互救能力密切相关。因此，为了提高抢救成功率，需要大力推广普及急救知识、急救技能，提高公民的急救意识与急救水平。

二、院前急救的特点

1. **突发性** 院前急救的对象往往是在人们预料之外突然发生的各种危及生命的急症、创伤、中毒、灾害事故等伤病员，尤其当成批伤病员出现时，事件发生随机性强，社会性强，而且逾越了传统的分科范围，跨出了纯粹的医学领域，涉及社会各个方面。尤其是在发生大型的灾难和事故时，涉及一些行政管理部门和救助系统等单位。因此，要普及和提高广大公众救护知识和技能，相关部门要制定各种突发事件应急预案，一旦发生突发事件，能及时进行自救、互救和专业救援。

2. **紧迫性** 院前急救时间短、条件差，院前救护伤员的情况紧急，病情垂危的人多，在事发现场必须进行紧急处理，刻不容缓，充分体现"时间就是生命"的紧迫性。因此，要求救护人员保持车辆完好状态，做到随叫随出，赶到现场，争分夺秒地进行紧张、有效的抢救。同时，要注意患者及其家属的心理焦急和恐惧的特点，在做好现场抢救与转运工作的同时，做好患者与家属的安抚工作。

3. **艰难性** 气象多变，交通道路的艰险不畅，现场设备仪器受限制，光线暗淡不易分辨，空间狭窄难以操作，噪声及运送途中车辆的震动导致听诊难以进行，围观人群拥挤、嘈杂，救护车无法到达，救援人员进入险区救援等困难，给急救增加了一定的难度。有时可能还要爬楼爬坡、背急救箱、搬运患者等，体力消耗大。因此，救护人员必须熟练掌握急救理论和急救技术，才能在较差的条件下完成救护工作。

4. **复杂性** 呼救患者的疾病涉及临床各科，患者可能存在多部位、多脏器的损伤和病变，需要急救人员在短时间内进行初步诊断和紧急处理。因此，要求救护人员必须具备全面的急救知识和急救技能以及熟练的应急、应变能力。

5. **灵活性** 院前急救常是在缺医少药的情况下进行的，常无齐备的抢救器材、药品等。因此要灵活机动地在伤病员周围寻找代用品，就地取材获得冲洗消毒液、绷带、夹板、担架等，为患者获得最佳抢救黄金时间。

6. **社会性** 院前急救活动涉及社会各个方面，使院前急救逾越了纯粹的医学领域，重大事故或灾害发生具有随机性，因此，需要全民参与，表现出较高的社会性。

7. **风险性** 有环境风险与人为风险两种。环境风险指抢救现场天气多变，交通道路的艰险，而救援人员需进入火场、毒气泄漏、塌方、爆炸等险区救援。人为风险，包括应对行为失控的精神疾病患者、吸毒或酗酒、醉酒者等。

三、院前急救的任务

（一）平时呼救患者的院前急救

这是院前急救的主要和经常性的任务，包括现场急救和运送监护。一般情况下呼救患者可分为三类：第一类为短时间内有生命危险的患者，如气管异物、急性心肌梗死、淹溺、猝死等，占呼救患者的10%～15%。对此类患者必须现场抢救，先做好初步的紧急处理，如畅通气道、有效止血、心肺复苏等，直至生命体征略为稳定后，在严密医疗监护下转运至医院；第二类为病情紧急但短时间内无生命危险的急诊患者，如骨折、急腹症、支气管哮喘发作等，占呼救患者的70%~80%。对此类患者必须采取初步的现场处理，现场处理的目的在于减轻患者在运送过程中的痛苦和避免并发症的发生。第三类是慢性病患者，占10%~15%，呼救的目的是需要救护车提供转运服务，而不需要现场急救。

（二）大型灾害或战争中的院前急救

在自然灾害和人为灾害中，由于伤者多，伤情重，情况复杂，除了做好现场医疗急救外，还需要注意与其他救灾队伍如消防、公安、交通部门等密切配合，并注意保护自身安全。遇到特大灾害或战争有大批伤员时，应结合实际情况执行有关抢救预案，无预案时需加强现场伤员分类和现场救护，并根据不同情况及时分流，转送到预定医院。不能转送的危重患者可就地搭建手术棚对患者进行手术治疗，术后再安全转送。

（三）特殊任务时的救护值班

特殊任务是指当地的大型集会、体育活动、重要会议及外国元首或重要外宾来访等救护值班。执行该项任务的急救系统应处于一级战备状态，要求加强责任心，严防擅离职守，随时应付可能出现的各种意外事件的发生。

（四）急救通讯网络的枢纽任务

院前急救的通讯网络在整个急救过程中不仅承担着急救信息的接收任务，而且还承担传递信息、指挥调度及与上级领导、救灾急救指挥中心、急救现场、急救车、医院急诊科的联络，起到承上启下、沟通信息的枢纽作用。通讯网络一般由三个方面构成：一是市民与急救中心（站）的联络；二是急救中心（站）与所属分中心（站）、救护车、急救医院即EMSS内部的联络；三是急救中心（站）与上级领导、卫生行政部门和其他救灾系统的联络。

（五）急救知识的普及和教育

普及广大群众急救知识，增强群众的急救意识和应急能力，能大大提高急救的成功率。院前急救机构平时可通过广播、电视、报刊等方式对群众普及急救知识，包括现场急救及复苏知识，并通过举办各种急救知识及救护技术的培训班，提高全民的自救和互救水平，以提高急救服务的成功率。

四、院前急救的原则

及时有效的院前急救，对于维持患者的生命、防止再损伤、减轻患者痛苦，为进一步诊治创造条件，对提高抢救成功率，减少伤残率，均有重要意义。因此，院前急救必须遵循"先救命，后治病"的原则。

（一）先排险后施救

救护人员到达救援现场，应先进行环境评估，排险后再实施救援。如遇到有毒气体、火灾、触电等事故现场，应立即将患者脱离危险环境再进行救护，以保证救护者与伤者的安全。

（二）先重伤后轻伤

同时遇到危重和较轻的患者，应优先抢救危重者，后抢救较轻者。但当大批伤员出现时，在有限的时间、人力、物力情况下，在遵循"先重后轻"原则的同时，重点抢救有可能存活的患者。

（三）先施救后运送

对垂危伤病员，先进行现场初步的紧急处理，如解除气道梗阻、活动性大出血止血、心搏骤停者行心肺复苏术等维持呼吸和循环功能等措施保证生命后，才可在严密医疗监护下转运至医院。

（四）先固定后搬运

对于创伤骨折的患者，为防止搬运时造成血管、神经等组织的损伤，应就地取材，先实施骨折肢体固定，再移动或搬运患者。

（五）急救与呼救并重

遇到成批伤病员，又有多人在现场的情况下，应分工合作，急救与呼救同时进行，以最短的时间取得外援的急救帮助。只有一人时应先施救，后电话呼救。

（六）转运与监护相结合

在转运途中要密切监护患者情况，必要时进行相应的急救处理，如除颤、气管插管、球囊-面罩加压通气、心肺复苏术等，行驶中注意保暖，以保证伤病员安全到达目的地。

（七）紧密衔接、前后一致

整个救治过程要迅速、果断、有序，环环相扣，防止前后重复、遗漏和其他差错，确保现场急救措施完善，并正规填写规定的医疗文本，使前后医疗急救有文字依据，前后一致、医护一致，并妥善保管，做好院前急救与院内救治的交接工作。

五、我国院前急救服务系统设置与管理

（一）院前急救服务系统设置

1. 院前急救中心（站）设置原则

（1）数量：设区的市设立一个急救中心。因地域或者交通原因，设区的市院前医疗急救网络未覆盖的县（县级市），可依托县级医院或者独立设置一个县级急救中心（站）。设区的市级急救中心统一指挥调度县级急救中心（站）并提供业务指导。

（2）地点：院前急救中心地点的选择应遵循合理性、经济性和便捷性的原则。急救中心（站）地点应符合以下条件：①在区域中心地带；②车辆进出交通方便；③设在医院内或医院外，设在医院外最好靠近大医院，便于形成EMSS体系，有利于行政管理。

（3）建筑设施：基本建筑面积大小应根据区域实际情况决定，教学科研建筑包括教室、实验室、图书馆、活动室等。行政业务建筑包括办公室、调度室、会议室等。后勤建筑包括食堂、浴室、锅炉房、洗衣房、仓库、车库、车间及其他设施。

（4）基本设备：设备的数量和质量需根据区域实际情况配置，包括救护车和救护车修理设备、急救医疗器材与药品、急救通讯网络及电子计算机设备、教学科技设备、生活设备等。

2. 区域人口与急救车辆比例　急救车辆数量配置标准，原则上每5万~10万人口配1辆急救车。经济实力较强区域、灾害多发区域可增加车辆比例。

3. 急救车医护人员及驾驶员的配置　每辆急救车与医师及护士配编比例为1∶5，每辆急救车与驾驶员的配编比例为1∶5。

4. 急救半径与反应时间要求　急救半径是指急救中心（站）所承担院前急救服务区域的半径，市区内不应超过5 km，农村则不超过15 km。缩小急救半径是急救车及救护人员能迅速到达现场的重要条件。反应时间是指急救中心（站）接到"120"呼救电话至救护车到达现场所需要的时间。反应时间的长短是衡量院前急救服务水平重要指标之一。一般要求在接到急救指令后，市区15 min以内、郊区30 min以内到达现场，条件好且距离近的区域应在5~10 min内到达。

（二）院前急救工作模式

1. 国外院前急救模式概况　20世纪60年代以后，世界各国特别欧美等先进国家对急诊医学十分重视。1966年美国心脏协会提倡在公众中普及心肺复苏术。20世纪70年代以来，空中急救事业发展迅速，执行50~70 km半径的急救任务，医务人员于5~20 min可抵达灾害或事故现场，20~45 min将伤病员送到医院，已成为日常急救的重要力量。目前，全球范围内存在着多种急救医护模式，主要有英美模式和法德模式。

（1）英美模式：其核心理念是以最快的速度将患者送到就近医院进行抢救，是把患者送到

急诊科或急救中心，从而得到更好的医护。在这种模式中急诊救护开始于来医院之前，由急诊医生、急救士和护士或全科急救士进行院前急救措施后，再到医院急诊科由急诊医生或相关专业医生进行急诊治疗。采取这种模式的国家和地区包括澳大利亚、加拿大、爱尔兰、以色列、新西兰、日本、菲律宾、韩国、英国和美国等。在英美模式下，由于强调最快速度送往医院，现场仅作简单救护，对救护员的要求不高，救护职责由警察或消防部门承担，警察或消防员经过简单培训后成为救护员。

（2）法德模式：其核心理念是把救护车打造成"流动医院"，其具体程序是急救士、全科医生、麻醉师、急诊急救护士及其他专业医生到某一地点对患者实施急救治疗及护理，稳定患者病情后再送往相关医院，而多数患者要求的是止痛、救生与特殊医疗服务。采取这种急诊急救医护模式的国家和地区主要有奥地利、比利时、芬兰、法国、德国、挪威、波兰、葡萄牙、俄罗斯、瑞士、瑞典等。在此模式下，由于强调在救护现场或救护车上进行抢救，技术要求较高，救护车必须配备执业医生和护士。

2. 我国院前急救模式　国家卫生健康委员会制定的《院前医疗急救管理办法》第19条规定，从事院前医疗急救的专业人员包括医师、护士和医疗救护员。医师和护士应当按照有关法律法规规定取得相应执业资格证书。按照急救任务承担主体的不同，国内院前急救模式主要有以下模式：

（1）广州模式（指挥型）：广州市"120"急救指挥中心，负责全市急救工作的总调度，以若干医院的急诊科为相对独立的急救单位，按医院专科性质和区片划分出诊。急救指挥中心与各医院无行政上的隶属关系，但具有全市院前急救工作的调度指挥权。其特点是投资少，充分利用现有的医疗资源合理安排急救半径，但由于不具备急救医疗支持力量，与各医院急诊科的协调也存在一定的困难。设立急诊科的医院按照卫生健康委员会的要求出资设置急救站、配备急救人员、车辆、设备，承担主要急救任务；市急救中心仅设置少量急救站点、配备少量救护车，承担少量急救任务。

（2）重庆模式（依托型）：重庆市医疗急救中心主要依托于一家综合性医院（重庆市第四人民医院），拥有现代化的急救设备和救护车，经院前处理后可送入附近医院或收入自己的附属医院。形成了院前急救、医疗监护转运、院内急救、ICU等完整的急救医疗功能。其特点是院前、院内急救有机结合，有效地提高伤病员的抢救成功率，投资少，对院前患者的处理能力较强，但指挥权威性的建立有一定困难，医院的医护人员随车出诊存在专业技术人员的浪费，此模式一般多见。

（3）上海模式（纯院前急救型）：上海的院前急救采取的是独立性专职从事院前急救服务的运行模式，拥有独立的院前急救医疗机构、人员、急救装备及指挥调度运作系统。市医疗急救中心和各郊区县急救中心分别负责区域性日常急救工作，院前急救任务由市急救中心和区县急救中心承担，医院不承担院前急救任务。一旦发生重大灾害性事件，全市院前急救资源由市医疗急救中心实行统一指挥调用。其特点是，管理起来较容易，院前反应快。市区急救半径为3～5 km，平均反应时间为10 min。

（4）北京模式（独立性）：北京急救中心是北京市院前急救和重大急救医疗任务的统一指挥、调度和抢救中心。由院前急救、急诊科、重症监护室构成，拥有现代化的调度通信设备，可以和市政府、卫健委以及北京各大医院直接进行通信联系。其特点是具有院前、院内、重症监护和住院部，实行院前-急诊科-ICU急救一条龙的急诊医疗体系，是个"大而全"的模式。但由于未能充分利用其他医院的急救资源，需要巨额资金和大量人才来完善急救指挥系统和急救网络。

（5）深圳模式（集散型）：一个既依托各大医院，又自成体系的急救医疗指挥中心。该中心负责全市急救医疗指挥调度、通讯服务和信息处理，组织协调重大灾害事故的医疗救援工作及大型社会性重大活动的医疗保障。中心实行"集中受理、分区处理、就近出车"的调度原则，由各大医院急诊科负责出车救护任务。其特点是既能充分利用现有的医疗资源，又能集中财力，完善指挥调度系统，并具有合理的抢救半径和有力的医院支持，在短期内形成强大的社会效益。

（6）香港模式：香港特区的院前急救机构由政府消防署管辖，采用医疗救护与消防、司警统一的通讯网络，报警电话为"999"。消防署负责日常的医疗急救任务，现场急救后，将患者送往所管辖的医院或患者指定的医院。如发生大型事故时，还有医疗辅助队和救伤队等志愿团体参与抢救。

（三）院前急救服务系统的管理

院前急救是EMSS的首要环节，其主要特点是"急"和"救"。"急"就是紧急、快速，通过现代化的通讯和运输来实现；"救"则是通过先进的医疗救护技术来实现。因此，通讯、交通工具和医疗被认为是院前急救的三大要素。所以，要从以下几个方面加强院前急救管理。

1. 建立健全急救通讯网络　健全的急救通讯网络是做好院前急救工作的首要环节，可提高急救效率。全国统一开通急救电话"120"，每天24 h有专职指挥调度人员值班，保证畅通无阻。急救中心（站）通讯系统应当具备系统集成、救护车定位追踪、呼叫号码和位置显示、计算机辅助指挥、移动数据传输、无线集群语音通讯等功能。

2. 装备现代化的运输工具　在急救中起重要作用的救护车、飞机、救生舰艇等，既是运输工具，又是抢救患者的"流动急诊室"或"流动ICU"。县级以上地方卫生健康委员会根据区域服务人口、服务半径、地理环境、交通状况等因素，合理配置救护车。救护车应当符合救护车卫生行业标准，标志图案、标志灯具和警报器应当符合国家、行业标准和有关规定。尽可能做到定人、定车，保证车辆始终保持完好状态。

3. 配备具有较高技术水平的救护人员　院前急救的成功率在很大程度上与急救技术水平有关，救护人员必须具备相关专业知识和技能。因此，院前急救医护人员的配备要注重精简高效，结构合理，满足急救需求的编制原则。县级以上地方卫生健康委员会应当加强对院前医疗急救专业人员的培训，定期组织急救中心（站）和急救网络医院开展演练，推广新知识和先进技术，提高院前医疗急救和突发事件紧急医疗救援能力与水平。

4. 加强院前急救设备及物品的管理　院前急救的各类药品、器械和设备常由护士负责保管，为使所有药械均能发挥最大效能并延长使用寿命，必须制定严格的管理制度。急救药械要建账登记，做到账物一致。急救药品需固定数目，用后及时补齐。抢救器械要固定位置、专人保管，并有使用维修记录。救护人员应熟练掌握各种设备、器材的使用方法、适应证和注意事项，了解其结构和性能，做到一般故障能自行排除。

第二节　院前急救护理

案例 2-1　王先生，建筑工人，45岁。建筑施工时不慎从四楼坠落，头面部着地，现场布满血迹，同事呼叫无反应，拨打"120"急救电话，救护车5 min来到事故现场。

思考：
1. 应如何进行快速评估并判断伤员的伤情？
2. 该患者在搬运及转运时应注意哪些问题？

院前急救的目的是提高抢救患者的生存率，降低伤残率和死亡率。护理人员必须掌握急救护理的基本程序和基本抢救技能，才能安全、准确、及时、有效地做好现场救护。

一、现场评估与呼救

对危重症伤病员进行伤病情评估时，医护人员必须树立"生命第一"的急救意识，应边评估边救护，边救治边进一步评估。

（一）现场评估

1. 环境评估　通过救护人员的眼睛、鼻子、耳朵和感受快速评估造成事故、伤害及发病的原因，是否存在对救护者、患者或旁观者造成伤害的危险环境。如对触电患者现场救护，必须先切断电源；如为有毒环境，必须采取防毒防护措施，迅速脱离有毒环境。确保伤者与救护人员的安全。

2. 病情评估　快速评估危重病情，包括对意识、气道、呼吸、循环等几方面进行评估。

（1）意识：通过声音和拍打的刺激观察患者有无反应，判断患者的意识是否存在。如对患者大声呼唤、轻拍肩部，患者会睁眼或有肢体运动等反应；轻拍婴儿足跟或拍捏其上臂会出现啼哭。如对上述刺激无反应，说明患者意识丧失，已处于危险状态。

（2）气道：保持气道通畅是呼吸的必要条件。如患者有反应但不能说话、咳嗽，并出现呼吸困难，可能存在气道梗阻，必须立即检查原因并予清除。

（3）呼吸：判断呼吸是否存在的方法是在开放气道的情况下，检查者将自己的面颊部靠近患者的口鼻处，通过一看（胸廓有无起伏）、二听（有无呼吸音）、三感觉（有无气流感）的方法判断，判断时间为 5~10 s。对呼吸存在的患者要评估呼吸的频率、节律、深浅度有无异常，有无呼吸困难、发绀及三凹征等。如出现呼吸变快、变慢、变浅乃至不规则，呈叹息样提示病情危重。如呼吸已停止，应立即进行人工呼吸。

（4）循环：急救现场判断脉搏时应首先判断有无脉搏，其次是判断脉搏是否异常。快速触摸颈动脉是判断有无脉搏的有效方法，婴幼儿触摸肱动脉。一般用 5~10 s 的时间完成。桡动脉触摸不到，说明收缩压小于 80 mmHg，股动脉触摸不到，提示收缩压小于 70 mmHg，颈动脉触摸不到，提示收缩压小于 60 mmHg。缺氧、失血、疼痛、心力衰竭、休克时脉率加快、变弱，心律失常出现脉搏不规则。同时评估患者皮肤的温度、颜色，有无发热或湿冷，有无苍白或发绀出现，了解末梢循环，判断血液循环情况。

（二）紧急呼救

经过现场快速评估和病情判断后，立即对危重患者进行现场救护，及时向专业急救机构、医疗部门或社区卫生单位报告求救。"120"是我国统一开通的医疗急救电话号码。急危重症患者、家属或第一目击者拨通"120"或其他急救电话，向急救中心发出呼救，启动救援系统。有效的呼救系统对危重患者获得及时的救治至关重要。电话呼救时应清楚说明：①患者姓名、性别、年龄、住址、接车地点及联络电话号码；②患者所在的确切地点，尽可能指出周围的显著标记等；③患者目前最危急的情况，如大出血、意识不清、呼吸困难等；④灾害事件、突发事件，要说明伤害性质、严重程度、发生的原因、受伤人数等，以及现场所采取的救护措施。急救中心（站）接到呼救指令后，立即向院前急救发出调度指令，救护车必须在 1~3 min 内开出医院，如呼救范围在 10 km 以内，10~15 min 内必须赶到现场。到达现场后，医护人员密切配合，迅速对患者进行初步评估和处理。

二、检伤分类

为了充分利用现场有限的人力、物力和时间抢救患者，保证加快伤病员救治和转送速度，对于成批的伤病员，救护人员在进行病情评估的同时，还应进行现场检伤分类，这是保证急危重症患者有效救治的重要方法。根据伤员的受伤部位、生命体征及出血量等来判断伤情的轻重。判断病情要迅速，边评估边分类，一个伤病员应在 1～2 min 内完成，应做到快速、准确无误。伤情一般可分为危重伤、重伤、轻伤、死亡四类，常用相应颜色卡片表示病情并置于颈部、前胸或手腕等易见处。卡片上的项目应包括：病员的姓名或编号、初步诊断、是否需要现场紧急处理等。

（一）检伤

快速完成危重病情评估后，根据实际情况，进一步对患者进行全身系统或有针对性的伤病情检查。体检时尽量不要移动患者，随时处理危急病情。

1. 体表　检查患者体表有无出血，如有大面积出血要立即止血。
2. 头颈部　检查患者头皮、颅骨、面部有无外伤或骨折；检查耳、鼻有无出血或液体流出；观察眼球和晶体是否正常；有无结膜出血、角膜异物等；观察口唇有无发绀、口腔内有无异物或牙齿脱落；检查颈部有无损伤、出血、僵直或活动受限，如果怀疑有颈椎损伤，应立即用颈托固定或就地取材固定颈部。
3. 胸部　检查胸部有无创伤、出血或畸形；吸气时胸廓起伏是否对称；用手轻轻在胸部两侧施加压力，检查有无肋骨骨折。
4. 脊柱　主要针对创伤患者，在未确定是否存在脊髓损伤的情况下，切不可盲目搬动患者。检查时用手平伸向患者后背，自上向下触摸，检查有无肿胀或形状异常。
5. 腹部　观察腹部外形有无膨隆、凹陷、腹式呼吸情况；有无创伤、出血、腹部有无压痛、反跳痛或肌紧张等，确定可能损伤的脏器及其范围。
6. 骨盆　用双手分别放在患者髋部两侧，轻轻施加压力，检查有无疼痛或骨折存在，同时检查外生殖器有无损伤。
7. 四肢　检查有无形态异常、肿胀或压痛；关节活动是否正常；观察肢体皮肤颜色、温度及末梢循环情况。

（二）伤情分类

按伤员出现的临床症状和体征可分为四类，用红、黄、绿、黑不同颜色的伤情标记将患者分类标记。

1. 危重伤　标记为红色。此类伤病员随时有生命危险，需立即施行急救，如窒息、大出血、严重中毒、休克、心室颤动等。
2. 重伤　标记为黄色。指伤情暂不危及生命，可在现场紧急处理后及时转运者，如大面积烧伤、肢体断离、骨盆骨折等。
3. 轻伤　标记为绿色。此类伤情较轻，患者意识清醒，可行走，没有生命危险，一般对症处理即可，如一般挫伤、擦伤、肋骨骨折、关节脱位等。
4. 死亡　标记为黑色。此类伤病员意识丧失、颈动脉搏动消失、心搏呼吸停止、瞳孔散大。

另外，在上述颜色基础上加用蓝色，表示患者已被放射线或传染病等污染，需及时隔离转送。

（三）现场急救区的划分

在现场有大批伤员时，为了使抢救工作有条不紊，一般将急救现场划分为四个区。①收容区：伤病员集中区，在此区给伤病员挂上分类标牌，并提供必要的紧急、复苏抢救工作；②急救区：用来接收红色和黄色标志的危重患者，做进一步的抢救工作；③后送区：接收能自己步行或较轻的伤病员；④太平区：停放已死亡伤病员，用黑色旗或牌显示。

三、现场救护

现场医疗救护是院前急救的首要环节，是整个急救医疗服务体系的第一关，直接影响伤病员的死亡率和致残率。在对患者进行初步病情评估后，护士要协助医生进行紧急处理。包括为患者取恰当的体位、建立静脉通道、止血、包扎、固定、正确的搬运、维护患者生命体征的平稳等。

（一）体位安置

1. **无意识、无呼吸、无心搏者** 应立即置于复苏体位即中凹仰卧位，并置于坚硬的地面上或在软垫上放一块木板，解开衣领、纽扣与裤带，进行现场心肺复苏。

2. **意识不清、有呼吸循环者** 应将其置于侧卧位或平卧位，头偏向一侧，防止分泌物、呕吐物吸入气管而引起窒息。

3. **意识、心搏、呼吸存在者** 根据受伤、病变部位不同安置正确的体位。如被毒蛇咬伤肢体者，应将患肢放低，以减少毒素的扩散；脚扭伤者，应抬高患肢，以利于静脉血回流；急腹症者，应取屈膝仰卧位，以放松腹肌，减轻疼痛；咯血者，应取患侧卧位，以防止血液流入健侧支气管和肺内。

注意勿用力拖拉或随意移动患者，以免造成再次损伤；对脊柱损伤者应2~3人同时进行轴线翻转，做好头部固定，防止脊柱、脊髓再次损伤。

（二）保持呼吸道通畅，维持呼吸功能

保持呼吸道通畅是急救过程中最基础、最重要的措施。呼吸停止者，应迅速建立人工气道，如环甲膜穿刺、应用简易人工呼吸器、气管内插管等；窒息者要及时注意清除口、咽喉和气管内异物及痰液等；昏迷者要防止舌后坠，可将患者头后仰或用口咽管通气或用舌钳牵出舌并固定；对缺氧者及时给予有效氧气吸入；对张力性气胸的患者，立即行胸腔穿刺排气减压；对开放性气胸者，应立即加压包扎封闭创口。

（三）维持循环系统功能

院前急救创伤的患者比较多，且多伴有出血甚至出现低血容量性休克，因此，尽快恢复有效循环血量是抢救成功的关键。迅速建立2~3条静脉通道，以保证短时间内快速输注液体，尽可能选用静脉留置针并妥善固定，保证扩容和给药，短时间内使血压维持在80/50 mmHg。对于恶性循环系统疾病必要时纠正心律失常，可采用心脏起搏、胸外心脏按压、电除颤等。

（四）维持中枢神经系统功能

包括对急性脑血管病、癫痫发作以及急性脑水肿的急救护理。及早头部降温，可提高脑细胞对缺氧的耐受性，减轻脑水肿，降低颅内压，减少脑细胞的损害。在现场急救实施基础生命支持时，即开始注意脑保护，视条件可采用冷敷、冰帽、乙醇擦浴、冰袋等降温措施，并及时应用脱水药物降低颅内压。

（五）各种创伤的现场救护

包括伤口的止血包扎、骨折的临时固定、腹内脏器脱出的保护、开放性气胸的抢救等。怀疑有脊椎损伤者应立即制动，以免造成瘫痪。对颈椎损伤者，有条件的用颈托加以制动保护，条件有限时可用沙袋或衣物团制动颈部进行保护。现场抢救伤病员时，要掌握松脱衣裤、鞋、帽的技巧。脱衣时先健侧后患侧，必要时剪开衣裤；脱鞋袜时应托起并固定踝部，解开鞋带，然后向下、向前顺脚形脱去鞋袜；脱长裤时伤病员取仰卧位，解开腰带及纽扣，从腰部将长裤退至髋下，保持双下肢平直，将长裤平拉脱出；脱出头盔时应用力将头盔的边向外侧扳开，再将头盔向后上方托起，即可去除。

四、搬运与转送

（一）搬运

搬运是把患者从发病现场搬至担架，或从担架搬至救护车、船艇、飞机等，然后送到医院内，安置在病床上的过程。搬运的过程虽然短暂，但对患者的预后很重要，处理不当会加重病情并引起严重并发症。如脑出血患者，搬运不当可使出血加重而形成脑疝；对脊椎损伤患者随便搬动或抱扶行走，可致脊髓损伤，引起截瘫甚至死亡等。现场搬运要根据当时的具

体情况选择合适的搬运方法和搬运工具。搬运原则是及时、迅速、平稳、安全。具体搬运技术详见第五章。

（二）转运与途中监护

1. 选择合适的转运工具　担架、救护车、列车、轮船或快艇是我国使用较广的运输工具，某些城市已在陆地急救运输的基础上，开展了空中运输与急救。转运既要迅速又要注意安全，一般应根据不同的病情选用合理的搬运方法，结合运输工具的特点与实际情况选用合适的转运工具。

（1）担架转运特点：担架转运较平稳、舒适，不受地形、道路限制，工具不足时可用木板、树枝、竹竿等作为代用品来临时制作使用，但速度慢、体力消耗大，而且受气候条件影响。伤员头部在后，下肢在前，以利于病情观察。注意途中安全，必要时要在担架上捆保险带，并注意防雨、防暑、防寒。

（2）救护车转运特点：速度快、随机性强、受气候影响小，是转运伤病员重要的运输工具之一。但部分伤病员长途转运易产生晕车，出现恶心、呕吐，甚至加重病情。救护车在拐弯、上下坡、停车掉头中要防颠簸，以免患者病情加重，发生坠落。

（3）轮船、快艇转运特点：轮船速度慢、平稳，遇风浪颠簸易引起晕船。汽艇速度快，一般用作洪涝灾害时的运输工具。

（4）飞机转运特点：飞机转运效率高、速度快、平稳，不受道路、地形的影响。但飞机上升，空气中的氧含量下降、湿度及气压低，会对肺部病变、腹部手术及气管切开患者不利。一般将伤员横放，休克者头朝机尾，以免飞行中引起脑缺血。颅脑外伤致颅内高压者应在骨片摘除减压后再空运。脑脊液漏患者因空中气压低会增加漏出液，要用多层纱布加以保护，严防逆行感染。腹部外伤有腹胀者应行胃肠减压术后再空运。气管插管的气囊内注气量要较地面少，因高空低压会使气囊膨胀造成气管黏膜缺血性坏死。

2. 途中监护

（1）根据不同的运输工具和病情安置伤病员的体位，一般伤病员取平卧位，恶心呕吐者应取侧卧位。

（2）在运送前要评估道路状况，救护车在行驶过程中尽量保持平稳，在拐弯、上下坡、停车调头中要防颠簸，以免患者病情加重或发生坠落等。

（3）严密观察和监测伤病员的呼吸、血压、体温、脉搏等生命体征以及意识、面色变化、出血等情况，一旦病情突变，配合医生紧急抢救。

（4）转运途中要加强生命支持性措施，如输液、吸氧、吸痰、气管插管、气管切开、心肺复苏、深静脉穿刺等措施，注意保持各种管道，如输液管、气管导管、导尿管、胸腔及腹腔引流管等通畅，避免受压、扭曲、堵塞或脱出。

（5）做好转运途中抢救、观察、监护等有关医疗护理文件的记录，为伤病员的交接做好准备。

（6）做好转运途中心理护理，急症患者普遍有恐惧、焦虑的心理，护士要热情体贴，言语温柔，给予充分的信任感，也给予适度的病情介绍，以减轻或消除其恐惧感。

（7）做好伤病员的交接，安全运送患者到达急救中心或医院急诊科，应向接诊护士详细交接，以便对伤病员做进一步的救治与护理。

（邓　辉）

自测题

一、选择题

1. 患者，男，30岁，车祸外伤骨折并在初步处理后准备转运，突然出现下列病情，你先抢救的是
   A. 窒息
   B. 昏迷
   C. 骨折
   D. 心律失常
   E. 伤口出血

2. 王某，建筑工人，在施工中不小心从高处坠落，医务人员在现场对其全面体检时发现桡动脉触摸不清，则说明收缩压
   A. <80 mmHg
   B. <70 mmHg
   C. <60 mmHg
   D. <50 mmHg
   E. <40 mmHg

3. 患者杨某，在车祸事故现场，肠管外露，面色苍白，大汗淋漓。护士操作正确的是
   A. 回纳肠管
   B. 结扎肠管
   C. 外置肠管
   D. 立即手术
   E. 先用大块无菌纱布覆盖，然后用治疗碗等凹形容器扣在暴露器官上包扎

二、病例分析题

滨海路上一大型运沙货车突然完全失控，与一辆小面包车迎面相撞，导致面包车发生侧翻，部分乘客被抛出车窗外。请问：救护人员如何进行伤情的检测分类？

第三章 医院急诊科

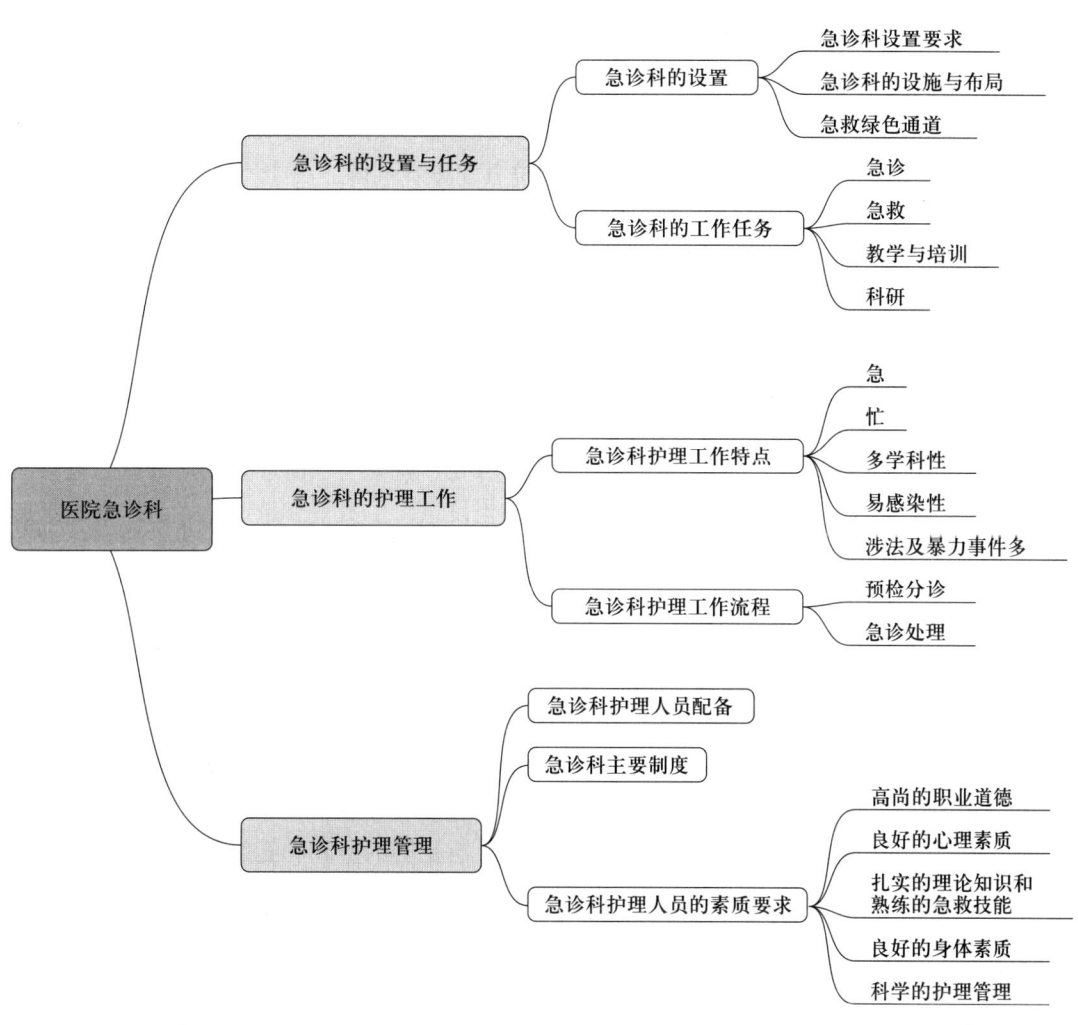

学习目标

1. 描述急诊科的设置。
2. 知道急诊科护理工作的特点、任务及急诊科护理管理。
3. 说出急诊科护理工作流程、分诊技巧、病情分类及急诊处理。

第一节 急诊科的设置与任务

急诊科是医院急症救治的首诊科室，是院内急救的主要场所，是急危重症患者最集中、病种最多、抢救和管理任务最重的科室。急诊科除了承担组织抢救有生命危险的急诊患者外，还承担着院前急救、突发公共事件患者的抢救工作。急诊科的工作是医院总体工作的缩影，直接体现了医院的急救医疗、护理工作质量和人员素质水平。

一、急诊科的设置

急诊科应具备与医院级别、功能和任务相适应的场所、设施、设备和药品等条件，以保障急诊救治工作及时有效地开展。

（一）急诊科设置要求

1. 急诊科应设在医院门诊部最显著的位置，并邻近各类辅助检查科室。
2. 急诊科入口应通畅，设有无障碍通道，方便轮椅、平车出入，并设有救护车通道和专用停靠处；有条件的可分设普通急诊患者、危重伤病患者和救护车出入通道。
3. 急诊科应有明显的路标和标识，以方便和引导患者就诊。与手术室、重症医学科相连接的院内紧急救治绿色通道标识应清楚明显。
4. 急诊科应明亮通风，候诊区宽敞，就诊流程便捷通畅，建筑格局和设施应符合医院感染管理的要求。
5. 急诊科应有急诊通信装置（电话、传呼、对讲机）。有条件的医院可建立急诊临床信息系统，为医疗、护理、感染控制、医技、保障等部门及时提供信息。

（二）急诊科的设施与布局

急诊科应当设医疗区和支持区。医疗区包括分诊处、就诊室、治疗室、处置室、抢救室和观察室，三级综合医院和有条件的二级综合医院应当设急诊手术室和急诊重症监护室。支持区包括挂号、各类辅助检查部门、药房、收费等部门。

1. 医疗区

（1）预检分诊处（台）：预检分诊处是急诊患者就诊的第一站，应设在急诊科入口明显的位置。预检分诊护士一般由有多年急诊工作经验的护士担任。分诊处应设有电话机、对讲机、呼叫设备，以便及时与相关人员、相关科室取得联系；备齐常用的医疗检查器械，如血压计、听诊器、体温计、手电筒、压舌板等，以及患者就诊登记本和常用的化验单等。另外，为方便患者还应准备轮椅、平车、饮水设施及公用电话等，并配有导诊员。

（2）抢救室：抢救室应设在急诊科入口最近处，有足够的空间和充足的照明。设置一定数量的抢救床，每床净使用面积不少于 $12\ m^2$。抢救室内应备有必需的仪器设备、药品和物品。

1）抢救仪器设备：中心吸引装置、心电图机、除颤仪、呼吸机、电动洗胃机、生命体征监测仪等。

2）常用的急救药品：中枢神经兴奋药、拟肾上腺素药、强心药、抗心律失常药、血管扩张药、利尿药、止血药及常用的液体等。

3）必备抢救物品：气管插管包、简易呼吸器、静脉切开包、胸穿包、腹穿包、导尿包、各种型号的无菌注射器、无菌手套、氧气装置、备皮用物、胃肠减压器、血压计、体温计、各种导管、开口器、立式灯、压舌板等。

（3）诊察室：一般综合性医院急诊科应设有内科、外科、妇科、儿科、骨科、眼科、口腔科、耳鼻喉科等诊室。在诊察室内除必要的诊察床、桌、椅外，还应根据各专科特点备齐急诊需用的各种器械和抢救用品，并做好定期清洁消毒、检查和维护。

（4）急诊手术室：手术室位置与抢救室、外科诊室相邻，应分为无菌手术室、处置室和器械敷料室三部分。

（5）洗胃室：有条件的医院应设有单独的洗胃室，用于中毒患者洗胃、急救。配备常用的洗胃用品，如胃管、听诊器、压舌板、开口器、洗胃液等，还应配备自动洗胃机2台，注意用后立即清洗、经常检修，保证机器能正常运行。

（6）治疗室和处置室：急诊科应有独立的治疗室和处置室，治疗室应在各科诊室的中央，便于为急症患者进行各项护理操作，室内应有治疗桌、配药台、无菌物品柜、消毒用品、洗手池及照明设备等。处置室用于使用后的物品及一次性物品的集中处理。

（7）隔离室：遇有疑似传染病的患者，护士应及时通知医生到隔离室进行诊治。室内配有专用卫生间以及必要的隔离用品及物品，如隔离衣、隔离裤、帽子、口罩、手套、防护镜以及消毒液、感染性垃圾桶等。对患者的分泌物、排泄物要及时处理。凡确诊为传染病的患者，应就地隔离，及时转入传染病科或传染病院诊治。

（8）急诊观察室：观察室床位数一般按医院总床位数2%～5%设置。观察床单位配备物品按住院床单位标准配备。书写正规病历，建立医嘱本、病情交班本和各种护理记录本，对患者采取分级护理和晨晚间护理制度。患者留观时间原则上不超过72 h。

（9）急诊重症监护室（EICU）：位置最好邻近急诊抢救室，一般设监护床2～6张。室内配备监护仪、除颤仪、呼吸机、起搏器、心电图机、供氧装置和负压吸引装置等设备，随时掌握患者的病情及生命体征变化。

2. 支持区

（1）急诊医技部门：包括急诊药房、急诊检验科、急诊放射科、急诊超声室、急诊CT室等，医技部门也应24 h值班，随时为急诊患者服务。

（2）辅助支持部门：包括急诊挂号室、急诊收费处、急诊住院处、保安室等部门。

（三）急救绿色通道

急救绿色通道即急救绿色生命安全通道，是指对急危重症患者一律实行优先抢救、优先检查和优先住院的原则，医疗相关手续按情况补办。包括分诊、接诊、检查、治疗、手术及住院等环节上，实施快速、有序、安全、有效的急救服务。急救绿色通道的建立是救治危重症患者最有效的机制，能有效缩短救治时间，降低伤残率和病死率，提高救治成功率和生存质量。

1. 进入急救绿色通道的患者范围　原则上所有生命体征不稳定和可能危及生命的各类急危重患者均应纳入急救绿色通道，常见病种有：呼吸心搏骤停、急性心肌梗死、急性心力衰竭、严重心律失常、急性呼吸困难、急性内出血、急性脑血管意外、各种中毒、急腹症、各种原因所致休克、重度多发伤、急产、难产等。

2. 急救绿色通道的管理

（1）标志醒目：在预检分诊处、药房、放射科、手术室、收费窗口、化验室等部门应有明显的标识及绿色通道患者专用窗口。

（2）合理配置：合理配置急诊人力资源，定期开展急救技术培训、急诊专科护士培训。设立急救绿色通道小组，由业务院长、医务科科长、急诊科主任、护士长组成。急救设备和药品的配置符合《急诊科建设与管理指南（试行）》的基本要求。

（3）正确分诊：加强急诊预检分诊，及时救治危重症患者，有效分流非急危重症患者。

（4）首诊负责：首诊负责制包括医院、科室、医生三级。首诊负责制是指第一位接诊医生对其接诊患者，特别是急危重症患者的检查、诊断、治疗、会诊、转诊、转科、转院等工作负责到底的制度。

（5）规范运行：急诊医生根据患者的病情或符合急救绿色通道范围的患者，决定启动急救绿色通道服务，可在患者的处方、检查申请单等医学文件上标明"急救绿色通道"的标志，先进行医学处理再进行财务收费。急诊服务流程体系中的每一个责任部门（包括急诊科、各专业科室、各医技检查部门、药剂科以及挂号与收费等）各司其职，确保患者能够获得连贯、及时、有效的救治。

二、急诊科的工作任务

（一）急诊

急诊科 24 h 应诊，接收来院紧急就诊的各类患者，急诊科的医护人员为患者尽快接受治疗和护理提供优质服务，并随时接收由院外救护转送来的患者，对其进行及时有效的救治。

（二）急救

负责急诊就诊和院内、外转送的重症患者的抢救工作，必要时配合急诊手术，挽救患者生命；当发生突发事件或各类自然灾害时，参加现场救护和患者转运工作。

（三）教学与培训

承担实习生、进修人员的教学任务，医护人员的培训工作以及大众急救知识的宣传和教育工作；建立和健全各级各类急诊人员的岗位职责、规章制度和技术操作规范。

（四）科研

积极开展有关急危重症救护方面的研究工作，建立和完善岗位职责、各项规章制度和救护操作规程，研究救护新方法、新技术，不断提高医疗救护水平。

第二节　急诊科的护理工作

> **案例 3-1**　患者，男性，55 岁，就诊前 3 h 出现无明显诱因的胸闷、胸痛，疼痛区位于胸骨前区，持续数分钟，与体位无关，伴头晕及大汗。自行来医院就诊。
> 思考：
> 1. 请你运用分诊技巧，判断患者的病情属于哪一类？
> 2. 分诊护士应采取的步骤有哪些？

一、急诊科护理工作特点

1. **急**　急救工作具有很强的时间性，急诊患者发病急、变化快、来势凶险，所以一切工作突出一个"急"字，要分秒必争、迅速处理。这决定了急诊护士应有巨大的潜能，投入高速度、高效率的工作。要求急救护理人员在急救过程中要做到反应迅速，抢救及时，牢固树立"时间就是生命"的观念。

2. **忙**　急诊患者来诊时间、人数、病种及危重症程度难以预料，随机性大，可控性小，尤其是发生意外灾害、事故、急性中毒、传染病流行等情况时，患者常集中就诊。所以急诊工作十分繁忙，这就要求平时要有严密的抢救流程、明确的分工与合作，在抢救大批伤员的时候才能做到有条不紊，忙而不乱。

3. **多学科性**　急诊患者病种复杂，疾病谱广，几乎涉及临床各个科室，常需多科人员协作诊疗。因此要有高效能的指挥组织系统和协作制度。

4. **易感染性**　急诊患者因无选择性，常有传染病患者，易造成交叉感染。因此，要特别注意无菌操作和严格执行消毒隔离制度。

5. **涉法及暴力事件多**　急诊科护士会遇到涉及法律问题的患者，如服毒自杀、车祸、打架斗殴等。因此，遵守医疗法规同时要有高度的自控力，防止发生医患冲突。

二、急诊科护理工作流程

完善急诊护理工作流程是提高急诊护理工作质量和工作效率的重要保障,急诊护理工作流程包括急诊预检分诊、急诊抢救、治疗护理、病情观察及转送等环节,这些环节紧密衔接,构成了急诊护理工作流程的基本程序。

(一)预检分诊

预检分诊是指医护人员对到达医院急诊科的急诊患者,在最短的时间内,用最精湛的医学技术,迅速对患者的病情做出一个较明确的判断。

分诊是急诊护理工作中重要的专业技术,所有急诊患者均要通过预检分诊护士的分诊后,才能得到专科医生的诊治。如果分诊错误,则有可能延误抢救治疗时机,甚至危及患者生命,必须要提高对分诊工作重要性的认识。

1. 资料收集

(1)询问:通过问诊,得到患者的主观资料,即主诉及其相关的伴随症状,并了解患者对疾病的感受、心理状态与行为反应及社会情况,了解与现病史有关的既往史、用药史、过敏史等。在问诊过程中应注意患者及家属倾向性的表述,根据病情有目的地进行询问,使收集的资料真实全面。如发现患者陈述不清楚、不全面,切不可用自己的主观臆断套问或暗示患者,以免使问诊资料与实际不符,给患者精神带来不良刺激或产生不良影响。

(2)观察:护士运用眼、耳、鼻、手等感官来收集患者的客观资料,即主要的体征。用眼观察患者的一般情况,如意识、精神状态、面容表情、肤色、体位及瞳孔等有无异常改变;观察排泄物和分泌物的颜色、量、性质的情况。用耳朵去辨别患者身体不同部位发出的声音,如呼吸音、咳嗽音、心音、肠鸣音等变化。用鼻去辨别患者发出的特殊气味。用手去触摸患者的脉搏来了解其频率、节律及充盈度,触摸疼痛部位来了解疼痛涉及范围与程度,触摸患者的皮肤来了解体温等。

(3)查体:借助听诊器、体温计、血压计、手电筒、压舌板等进行护理查体,心电图机、血糖仪等仪器用来进行检查,收集资料。

2. 分诊技巧 临床上将常用分诊技巧概括为分诊公式,由于公式易记,实用性强,所以较常用。

(1)SOAP公式:是四个英文单词第一个字母的缩写。

S(subjective,主观感受):收集患者的主观感受资料,包括主诉及伴随的症状。

O(objective,客观现象):收集患者的客观资料,包括体征及异常征象。

A(assess,估计):将收集的资料进行综合分析,得出初步判断。

P(plan,计划):根据判断结果,进行专科分诊,按轻、重、缓、急有计划地安排就诊。

(2)PQRST公式:是五个英文单词第一个字母组成的缩写,适用于疼痛的患者。

P(provoke,诱因):疼痛发生的诱因及加重与缓解的因素。

Q(quality,性质):疼痛的性质,如绞痛、钝痛、电击样痛、刀割样痛、针刺样痛、烧灼样痛等。

R(radiate,放射):有无放射痛,向哪些部位放射。

S(severity,程度):疼痛的程度如何,若把无痛到不能忍受的疼痛用1~10的数字来比喻,相当于哪个数的程度。

T(time,时间):疼痛开始、持续、终止的时间。

3. 病情分类

Ⅰ类:急危症,有生命危险,生命体征不稳定需要立即急救。如心搏呼吸骤停、剧烈胸痛、持续严重心律失常、严重呼吸困难、重度创伤大出血、急性中毒及老年复合伤。分诊护士应安排患者进入急救绿色通道和抢救室,即可给予抢救。

Ⅱ类：急重症，有潜在的生命危险，病情有可能急剧变化。如心、脑血管意外、严重骨折、突发剧烈头痛、腹痛持续 36 h 以上、开放性创伤、儿童高热等。分诊护士应指导患者进入各诊室优先就诊，在 15 min 内得到处理。

Ⅲ类：急症，生命体征尚稳定，没有严重的并发症，急性症状持续不能缓解的患者。如高热、呕吐、轻度外伤、轻度腹痛等。分诊护士应指导患者进入各诊室候诊，在 30 min 内得到处理。

Ⅳ类：非紧急，患者病情不会转差的非急诊患者。分诊护士指导患者在急诊候诊或去门诊候诊，在 180 min 内得到处理。

4. 分诊要求

（1）急诊预检分诊护士必须由业务熟练、责任心强的护士担任。

（2）分诊护士必须坚守工作岗位，临时因故离开必须由护士长安排能够胜任的护士替代。

（3）预检分诊护士对来急诊科就诊的患者，按轻、重、缓、急依次办理分科就诊手续，并做好预检分诊登记，包括姓名、性别、年龄、职业、接诊时间、初步判断、是否传染病患者、去向等项目，书写规范，字迹清楚。

（4）如分诊有错误，应按首诊负责制处理，即首诊医生先看再会诊或转诊，护士应做好会诊、转诊、转科协调工作。

（5）遇急危重患者应立即开通急救绿色通道，要实行先抢救后补办手续的原则。

（6）遇成批伤病员时，对患者进行快速检伤、分类，合理分流，并立即报告上级有关部门组织抢救。

（7）遇患有或疑似传染患者来院急诊，应将其安排到隔离室就诊。

（8）对于由他人陪送而来的患者，先予分诊处理，同时做好保护工作。神志不清者，应由两人以上的工作人员将其随身所带的钱物收拾清点并签名后上交保卫科保存，等亲属来领取。

（9）遇交通事故、吸毒、自杀等涉及法律问题者，应立即通知相关部门。

（二）急诊处理

1. 危重患者处理　严格遵守先抢救后补办手续的原则。病情危急的患者应立即抢救，在医生未到达前，护士可根据患者情况按抢救程序给予紧急处理，如给氧、吸痰、止血、建立静脉通道、气管插管、心肺复苏、除颤等，并随时观察病情变化。医生到达后，立即汇报处理情况，积极配合抢救，正确处理医嘱，密切观察病情动态变化，为医生提供有关资料。需要手术者，应通知手术室做好手术准备，对不能搬动且急需手术者，可在急诊室及时安排进行手术，待病情平稳后，即可转入病房，做好相关记录，以备查用。

2. 一般患者处理　由分诊护士引导患者至相关科室就诊，对病情复杂难以确定科别的，应在急诊科进行检查及观察，待病情确定后根据首诊负责制处理。

3. 留观察室患者的护理　急诊观察室收治暂不能确诊以及病情危重但暂时住院困难的患者，留观时间不超过 72 h。患者留观察室后要建立病案，书写病情报告，认真填写各项记录。主动巡视及观察病情，加强生活及心理护理。

4. 患者转运处理　对病重者需辅助检查、急诊住院、转 ICU、去急诊手术室或转院，准备转运途中必要的急救物资，提前通知专业科室做好准备，转运途中由医护人员陪送、监护，与专业科室做好交接工作。

第三节　急诊科护理管理

急诊科的护理管理是医院护理管理的重要组成部分，其护理管理的质量反映了一个医院的管理水平。重视和加强急诊科的护理管理，落实急诊科的各项管理制度，培养急诊科护士的良好素质，是提高救护质量的关键。

一、急诊科护理人员配备

1. 急诊科应当有固定的急诊护士，且不少于在岗护士的75%，护士结构梯队合理。急诊护士应具有3年以上临床护理工作经验，经规范化培训合格，掌握急诊、危重症患者的急救护理技能，常见急救操作技术的配合及急诊护理工作内涵与流程，并定期接受急救技能的再培训，再培训间隔时间原则上不超过2年。

2. 三级综合医院急诊科护士长应当由具备主管护师以上任职资格和2年以上急诊临床护理工作经验的护士担任。二级综合医院的急诊科护士长应当由具备护师以上任职资格和1年以上急诊临床护理工作经验的护士担任。护士长负责急诊科的护理管理工作，是本科室护理质量的第一责任人，接受护理部和急诊科主任的双重领导。

二、急诊科主要制度

急诊科应当建立健全并严格遵守执行各项规章制度、岗位职责、相关诊疗技术规范、操作规程及各种急救应急预案，保证医疗服务质量及医疗安全。

1. **急诊科的主要制度** 包括急诊科工作制度、预检分诊制度、首诊负责制度、抢救室工作制度、救护车管理制度、急诊留观制度、出诊抢救制度、急救及特殊事件报告处理制度等。

2. **建立健全各级各类人员岗位职责** 包括急诊科主任职责、护士长职责、医师职责、护士职责、调度员职责、急救司机职责、医疗救护员职责等。

3. **制定各种急救应急预案** 包括突发重大灾害事故急救工作应急预案、常见急性化学中毒应急预案、常见食物中毒应急预案、急危重症患者应急预案等（复合伤、脑出血、心搏骤停、急性心肌梗死、溺水、创伤性休克、电击伤等）。

三、急诊科护理人员的素质要求

1. **高尚的职业道德** 急救护士对患者应具有高度的责任感和同情心，牢固树立"时间就是生命"的观念，急患者之所急，争分夺秒，全力以赴地抢救患者的生命；要有不怕脏、不怕累、不怕危险的精神，在抢救灾难性事故患者时，还要有献身精神；遵循慎独精神，主动做好消毒、隔离、预防医源性交叉感染。

2. **良好的心理素质** 急救工作充满着风险，随机性大，尤其在面对突发事件，在抢救急、危、重症伤病员过程中，易出现意想不到的紧急情况，要求护士具备稳定的心理素质，做到遇事不慌、沉着冷静、准确迅速地配合抢救。

3. **扎实的理论知识和熟练的急救技能** 急救护士所面对的患者不仅疾病谱广，而且常多种疾病共同存在，会涉及内、外、妇、儿等各专科疾病的急性病、危重病，还会涉及伦理学、社会学、心理学等方面的知识。这就要求护士不仅要有扎实的理论知识和熟练的急救技能，还要善于将基础理论知识与学过的各科知识相互联系，融会贯通。并将理论与实践结合，不断总结经验，善于分析在抢救中遇到的各种问题，经过科学的思考，提高分析问题和解决问题的能力。

4. **良好的身体素质** 良好的身体素质是做好急救护理工作的基础和保障。急、危、重症患者的病情危重、变化快，抢救工作紧张激烈，随时可能出现大批的患者，使工作负荷加大，这就要求急救护士有充沛的精力随时应对突发事件。因此，急救护士必须拥有健康的体魄，始终保持精力充沛，有较强的耐力与体力，能吃苦耐劳，才能胜任艰巨复杂的急救护理工作。

5. **科学的护理管理** 急救过程中参与人员多，能否组织、协调好各有关科室部门之间的关系，保证参与的人员、设备及药物准确无误地投入抢救，直接关系到患者救治能否成功。因此，要做好急救护理工作，应该有一定的管理能力。需要建立健全各项救护规章制度，仪器设备处于良好的备用状态，药物标记清楚，有固定的存放位置。急救护士在配合医师抢救急危重症患者时，应认真做好重症患者护理记录。同时注意做好善后处理，及时总结经验，不断提高急救护理工作的效率和工作质量。

（叶汪沁）

自测题

一、选择题

1. 一名急性心肌梗死的患者将要演变成心源性休克，由于心肌缺血，护士应该密切评估患者的
   A. 心动过缓　　　　　　B. 室性心律失常　　　　　C. 收缩压升高
   D. 中心静脉压降低　　　E. 血氧饱和度下降

2. 李某，冠心病史 3 年，今晨于公交车上突然出现四肢抽搐，两眼上翻，呼吸心搏减弱，司机与乘客立即将其送到急诊室，分诊护士处理正确的是
   A. 分诊护士立即协助医生进行心肺复苏
   B. 分诊护士立即开通绿色通道由医护人员抢救
   C. 分诊护士立即进行心肺复苏
   D. 分诊护士立即协同其他护士进行心肺复苏
   E. 分诊护士立即呼叫医生进行抢救

3. 男性，交通事故后被他人送往急诊室，意识丧失，左侧下肢闭合性骨折，呼吸 18 次/分钟，心率 66 次/分钟，血压 94/60 mmHg，身上无任何证件，护士做法不正确的是
   A. 协助医生处理骨折
   B. 先处理后再等家属补办手续
   C. 等待家属办理手续后再处理
   D. 处置同时通知保卫部、医务部
   E. 密切观察病情的变化，及时通知医生

二、病例分析题

王奶奶，63 岁。晨起活动时感胸部不适，加重 2 h，自感胸部疼痛难忍，出冷汗，左肩左臂明显疼痛，由朋友送来急诊就诊。

思考：

（1）作为分诊护士，应对王奶奶进行哪些方面的紧急评估？

（2）若评估时发现王奶奶表情痛苦、面色苍白，血压 85/50 mmHg，脉搏 118 次/分，呼吸 28 次/分。按急诊分诊标准应归为哪一类？依据是什么？下一步救治的主要措施有哪些？

第四章 重症监护

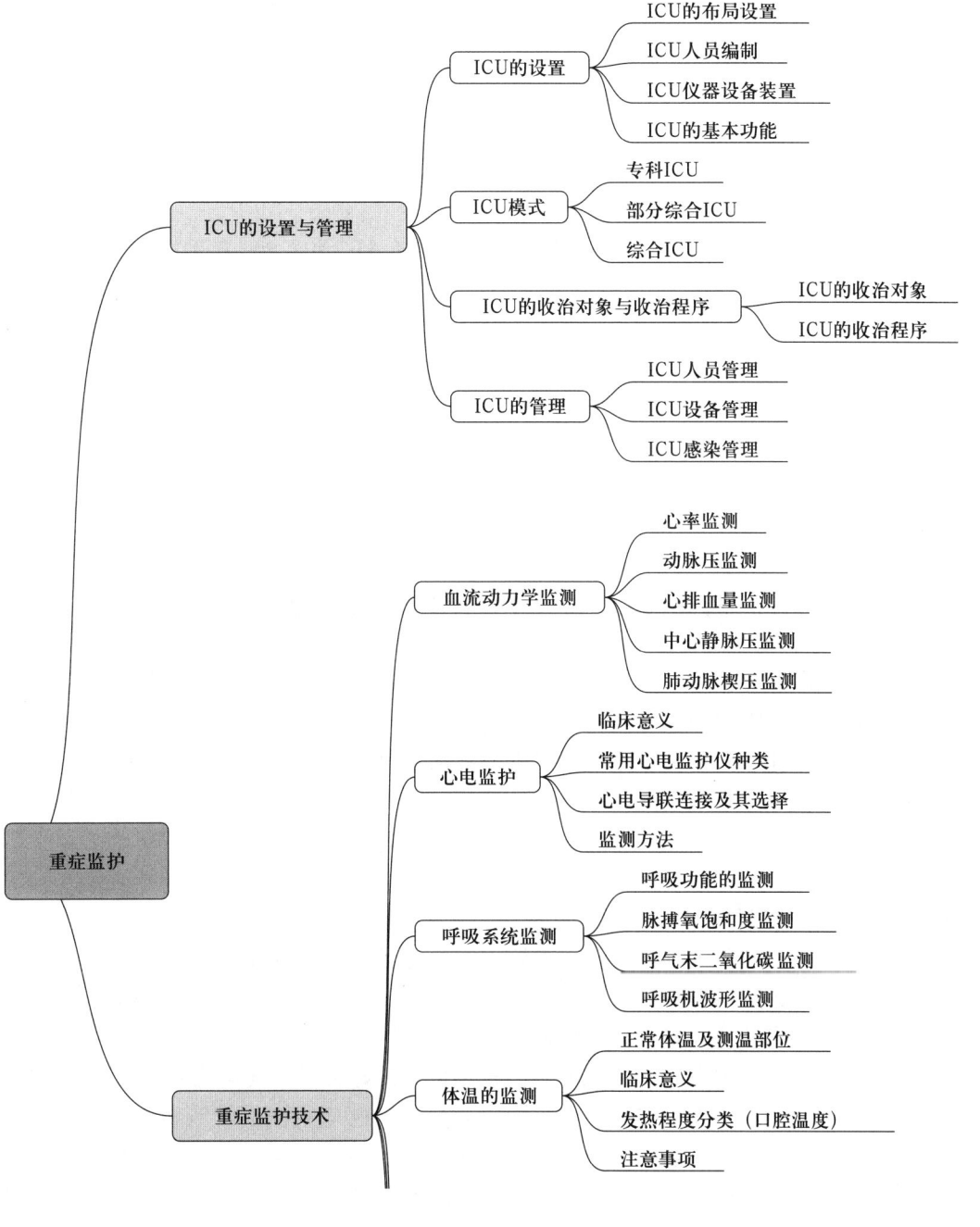

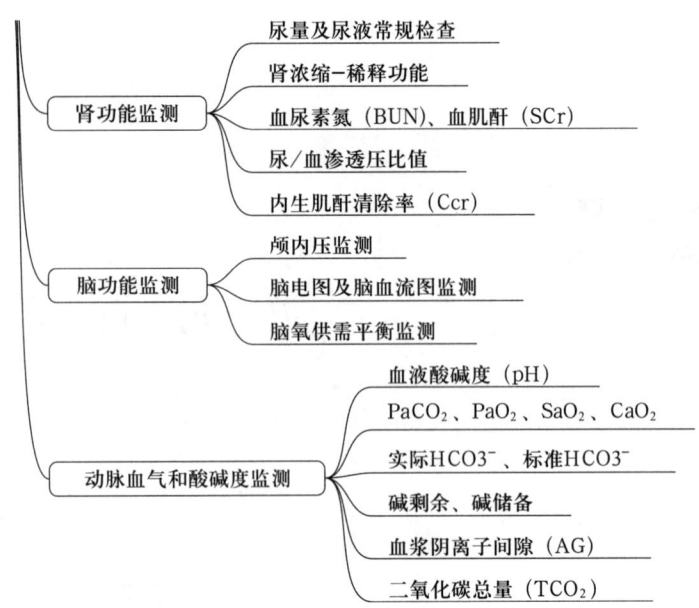

学习目标

1. 熟记常见监测指标的正常值及临床意义。
2. 知道中心静脉压的概念，ICU 的设置、模式、人员编制、主要功能及收治对象。
3. 说出 ICU 的感染控制措施。

重症监护病房（intensive care unit，ICU）又称加强监护病房，是指受过专门培训的医护人员应用现代医学理论，利用先进的医疗仪器设备和先进的诊疗、护理技术，对急危重症患者进行集中监测、强化治疗及护理的一种特殊场所。ICU 是重症医学学科的临床基地，是衡量一个国家、一个医院的现代化急救医疗水平的重要标志。

第一节 ICU 的设置与管理

ICU 建设是医院现代化的一个标志，也是医学发展的需要。ICU 核心技术为器官功能监测与支持技术。ICU 的设置与管理，应符合国家的有关标准。为促进我国重症医学的发展，规范我国医疗机构 ICU 的组织与管理，中华医学会重症医学分会制定了《中国重症加强治疗病房建设与管理指南（2006）》。

一、ICU 的设置

（一）ICU 的布局设置

1. **位置** ICU 应在特殊的地理位置，设置于方便患者转运、检查和治疗的区域，并考虑以下因素：接近于主要服务对象病区、手术室、影像学科、化验室和血库等，在横向无法实现"接近"时，应该考虑楼上楼下的纵向"接近"。

2. **室内环境** 具备良好的通风、采光和消毒条件，最好装配空气净化系统，室温应维持在（24.0±1.5）℃，湿度控制在 55%～60%。安装足够的感应式洗手设施和手部消毒装置，单间每张床 1 套，开放式病床至少每 2 张床 1 套。根据国际噪声协会的建议，ICU 白天的噪声最好不要超过 45 dB，傍晚 40 dB，夜晚 20 dB。地面覆盖物、墙壁和天花板应该尽量采用高吸音的建筑材料。

3. 床位设置　ICU 的病床数量根据医院规模和总床位数来确定。综合性医院综合 ICU 床位数应占全院总床位数的 2%～8%，每个 ICU 管理单元以 8～12 张床位为宜，床位利用率以 <75% 为宜。开放式病床每张床的占地面积为 15～18 m^2；每个 ICU 最少配备 1 个单间病房，面积为 18～25 m^2。每个 ICU 中的正压和负压隔离病房的设立，可以根据患者专科来源和卫生行政部门的要求决定，通常配备负压隔离病房 1～2 间。

4. 中心监护站　设置在所有病床的中央地区，能直接观察到所有患者为佳。

（二）ICU 人员编制

合理的护理人力配置是满足患者护理需求、保证护理质量和患者安全的首要前提。ICU 各类危重患者集中在一起，工作量大，治疗手段繁多，设备现代化，技术新，知识更新快，故医护人员的配备要明显高于其他科室。一般综合性 ICU 专科医师的固定编制人数与床位数之比为（0.8～1）∶1，ICU 专科护士的固定编制人数与床位数之比为（2.5～3）∶1。

（三）ICU 仪器设备装置

1. 基本设备　病床应为多功能抢救床。每床配备完善的功能设备带或功能架，配有中心供氧、中心负压吸引、多用插座、照明灯、轨道式输液架。

2. 监测设备　多功能生命体征监测仪、呼吸功能监测装置、血气分析仪、血流动力学监测设备、血氧饱和度监测仪及心电图机等。

3. 治疗设备　输液泵、注射泵、呼吸机、心脏除颤仪、临时心脏起搏器、主动脉内球囊反驳装置、血液净化装置及麻醉机等。

（四）ICU 的基本功能

综合性 ICU 应具备以下功能

1. 心肺复苏能力。
2. 呼吸道管理及氧疗能力。
3. 持续性生命体征监测和有创血流动力学监测的能力。
4. 紧急心脏临时起搏能力。
5. 对各种检验结果做出快速反应的能力。
6. 对各个脏器功能较长时间的支持能力。
7. 进行全肠道外静脉营养支持的能力。
8. 能够熟练地掌握各种监测技术和操作技术。
9. 在患者转送过程中有生命支持的能力。

二、ICU 模式

ICU 模式主要根据医院的规模及条件决定，如专科 ICU、部分综合 ICU 和综合 ICU。

1. 专科 ICU　一般由临床一级或二级科室所设立，专门收治某个专科危重病员，多属某个专业科室管理，对抢救本专业的急危重病员有较丰富的经验。如心内科 ICU（CCU）、呼吸科 ICU（RICU）等。

2. 部分综合 ICU　由医院内较大的一级临床科室为基础组成的 ICU，介于专科 ICU 与综合 ICU 之间，如外科 ICU、内科 ICU、麻醉科 ICU 等。

3. 综合 ICU　一个独立的一级临床业务科室，受院部直接管辖，收治医院各科室的危重患者，其重症监护能力代表全院最高水平。

三、ICU 的收治对象与收治程序

（一）ICU 的收治对象

ICU 收治患者的范围包括急性、可逆、危及生命的器官或系统功能衰竭，经过重症监护和治疗短期内有望得到恢复的患者；存在各种高危因素有生命危险，经过重症监护和治疗可降低死亡危险的患者；慢性器官或系统功能不全急性加重且危及生命，经重症监护和治疗有可能恢复到原来或接近原来状态的患者。ICU 主要收治的患者包括：①创伤、休克、感染等引起多系统器官功能衰竭者；②心肺脑复苏术后需对其功能进行较长时间支持者；③严重的多发性复合伤者；④物理、化学因素导致危急病症，如中毒、溺水、触电、虫蛇咬伤和中暑者；⑤有严重并发症的心肌梗死、严重的心律失常、急性心力衰竭、不稳定型心绞痛患者；⑥各种术后重症患者或者年龄较大，术后有可能发生意外的高危患者；⑦严重水、电解质、渗透压和酸碱失衡患者；⑧严重的代谢障碍性疾病，如甲状腺、肾上腺和垂体等内分泌危象患者；⑨各种原因的大出血、昏迷、抽搐及各系统器官功能不全患者；⑩脏器移植术后患者。

（二）ICU 的收治程序

重症患者转入 ICU 前必须由 ICU 医生会诊后方可转入，ICU 护理人员要了解患者的诊断、治疗、病情发展情况及转入目的，并做好相应的准备。转入时一般由原科室医生、护士及家属陪同。患者转入 ICU 具体流程如下：

1. 准备病床单位与设备　根据病情准备床单位，包括床位的选择与具体床单位的准备，如橡胶单与中单铺设的位置、引流瓶种类的选择等。吸氧及负压装置、呼吸机、监护仪等设备。

2. 接待患者　协助搬运患者入病床，更换患者住院服装，连接监护设备并安置患者于合适卧位。如遇紧急抢救患者，需呼叫医生的同时，给予紧急抢救措施。

3. 通知医生、执行医嘱　患者入病室，即刻通知床位医生，及时处理医嘱或积极配合抢救。

4. 询问病史、护理体检　向患者或其家属询问病史，患者的具体发病与诊治情况，并进行初步的护理查体，完成护理病史的记录。

5. 交代病情　向家属下病危通知书，与家属充分沟通。

四、ICU 的管理

（一）ICU 人员管理

1. 组织领导管理　ICU 实行院长领导下的科主任负责制，科主任负责科内全面工作，定期查房，组织会诊和主持抢救任务。ICU 有自己的专业团队及一套强化治疗手段。医生的配置采取固定编制与轮科、进修医师相结合。护士长负责监护室的管理工作，包括安排护理人员工作、检查护理质量、监督医嘱执行情况及护理文书书写情况等。护理队伍是 ICU 的主体，主要承担监测、护理、配合医生抢救与治疗等任务。

2. 规章制度管理　制度化管理是 ICU 医疗护理质量得以保证的关键，为了保证工作质量和提高工作效率，除执行各级政府和卫生管理部门的法律法规、医疗核心制度外，ICU 还需建立健全各项规章制度，包括 ICU 诊疗及护理操作常规、患者转入、转出 ICU 制度、抗生素使用制度、抢救设备使用及管理制度、特殊药品管理制度、ICU 院内感染防控制度、医疗、护理不良事件防范与报告制度、危重症会诊制度等。

3. ICU 护士的素质要求　ICU 收治的患者是多学科的患者，病情危重，需要现代化设备进行监护和治疗，不同学科的患者治疗的方式和方法具有很大的差异，因此，ICU 护士应具备较高的专业素质。具有高度的责任心和高尚的职业道德及无私奉献的精神；具有敏锐的观察力，多学科医学、护理知识和经验；具有较高的业务技术水平，掌握各种监护、治疗仪器的使用和管理；具有良好的沟通与团队合作能力及较强的慎独素质。

（二）ICU 设备管理

ICU 应建立设备管理制度，抢救器械和药品应有专人负责，定数量、定位置、定时检查维修，确保应急使用。抢救仪器不准外借，使用后及时登记并做好交接工作。ICU 每位工作人员均应熟悉各种仪器的性能，熟练掌握操作方法。

（三）ICU 感染管理

ICU 是院内感染的高发区域，也是细菌高度耐药区域。患者感染部位包括肺部感染、尿路感染、伤口感染、动静脉导管感染等。主要原因为：ICU 患者病情重，机体抵抗力低下，易感性增加；感染患者相对集中，病种复杂；各种侵入性治疗、护理操作较多；多重耐药菌在 ICU 常驻等。感染部位常见的感染病菌为耐甲氧西林金黄色葡萄球菌、耐万古霉素肠球菌、耐氮二烯五环类念珠菌属及革兰氏阴性菌等。预防和控制 ICU 内医院感染，降低感染发生率是提高抢救成功率的关键之一。

1. 医务人员管理

（1）尽量减少进出 ICU 的工作人员。

（2）医护人员上岗前应接受消毒隔离、常见医院感染预防与控制等基本知识培训，上岗后每年应接受医院感染继续教育培训。

（3）疑有呼吸道感染、腹泻等可传播的感染性疾病时，应避免接触患者。

（4）进入工作区要更换清洁的工作服、换鞋、戴帽子和口罩。因事外出需更衣，更换外出鞋。护理感染患者时，应穿隔离衣或防护围裙。

（5）严格执行无菌操作，给患者治疗和护理时，尽量使用一次性医疗护理用品，遵守无菌操作规程，保证患者创面、穿刺和插管部位无菌。

（6）注意手卫生，病房要有足够的洗手设备和设施，增加医护人员执行洗手的依从性，严格按手卫生制度洗手。

2. 患者管理

（1）设置隔离病房，专门收治严重创伤、感染及免疫力低下的患者。

（2）经接触、飞沫和空气传播的感染患者应与其他患者分开安置。

（3）经空气传播的感染患者应收治在单间负压病室；条件受限时，单间普通病室与病区走廊之间应有缓冲间。

（4）经飞沫传播的感染患者应收治在单间病室，病室与病区走廊之间应有缓冲间。

（5）经接触传播的感染或定植患者应收治在单间病室；条件受限时，宜收治在相对独立的区域，病床间距 >1.1 m，并拉上床周边的围帘。

（6）合理使用抗生素，应根据细菌培养及药敏试验结果合理选择抗生素。

3. 探视管理

（1）尽量减少不必要的探视。疑有呼吸道感染、腹泻等可传播的感染性疾病或婴、幼儿童，以及在社区感染性疾病暴发间应谢绝探视。

（2）应以宣传栏、小册子等多种形式，向探视人员介绍医院感染预防与控制的基本知识，如手消毒、呼吸卫生（咳嗽）礼仪。

（3）应指导探视人员探视前后洗手或卫生手消毒，必要时根据疾病的传播途径指导采取额外的防护措施。

4. 环境及物品管理

（1）保持室内清洁，室内墙壁、地面、设施、物品等用消毒液擦拭，定期消毒处理，并进行空气消毒。有血液、体液、分泌物、排泄物污染时，应先去除污染，再清洁、消毒。

（2）普通 ICU 应保持空气清新，每天应开窗换气 2~3 次，每次不少于 30 min，定期对空气细菌菌落总数进行检查，每季度不少于 1 次。

（3）患者出院、转出、死亡后随即对床单位进行终末消毒。

第二节 重症监护技术

> **案例 3-2**
>
> 王先生，28岁。因酒后驾车发生车祸导致颅内出血，急诊开颅手术清除血肿，术后入ICU行重症监护。神志不清，体温38.6℃，P 96次/分，R 24次/分，BP 92/65 mmHg。
>
> **思考：**
> 针对颅脑外伤的重症患者，作为ICU护士，应对患者进行哪些方面的监护？

一、血流动力学监测

血流动力学的监测适应各科危重患者循环的监测，如创伤、休克、呼吸衰竭和心血管疾病，以及心胸、脑外科及较大而复杂的手术等。血流动力学监测方法可分为无创监测和有创监测两大类。无创血流动力学监测是应用对组织器官没有机械损伤的设备和方法，经皮肤或黏膜等途径，间接取得有关心血管功能的各项参数，如无创动脉血压（non-invasive blood pressure, NIBP）监测、超声心动图（ultrasound cardiogram, UCG）、超声心排量监测等。其特点是安全、操作简单、可重复、无或很少发生并发症，但影响因素较多，监测结果有时不准确。有创血流动力学监测是经体表插入各种导管或监测探头到心脏和（或）血管腔内，利用各种监测仪或监测装置直接测定各项生理参数，如中心静脉压（central venous pressure, CVP）、肺动脉压监测、心排血量等。其特点是数据可靠，可连续、多次、重复监测，但可能发生一些严重的并发症，故临床选用时应严格掌握适应证。

（一）心率监测

1. 正常值 正常成人安静时的心率（HR）应在60～100次/分，随着年龄的增长而变化。小儿心率较快，老年人心率较慢，同时心率还受性别、运动、情绪、药物及各种病理情况的影响。

2. 监测方法 心率监测一般采取触摸桡动脉搏动、心前区听诊、生命体征监测仪、心电图等方法监测，其中心电图监测较为准确，若对用其他方法测定的心率结果有怀疑时，应积极进行心电图监测。

视频：
脉搏测量

3. 心率监测的临床意义

（1）判断心排血量：心率对心排血量的影响很大。在一定范围内，随着心率的增加，心排血量会增加。心排血量（CO）= 每搏排血量（SV）× 心率（HR）。当心率太快（>160次/分）或过慢（<50次/分）时，心排血量都会减少。进行性心率减慢是心脏停搏的前奏。

（2）判断休克：失血性休克时，心率的改变最为敏感，心率增快多在血压降低之前发生。故严密监测心率的动态改变，对早期发现休克极为重要。休克指数=心率/收缩压。指数为0.5表示无休克，1.0～1.5表示休克，>2.0为严重休克。

（3）估计心肌耗氧：心肌耗氧（MVO_2）与心率的关系极为密切。心率的快慢与MVO_2大小呈正相关。心率与收缩压的乘积（Rpp）反映了心肌耗氧情况，Rpp=收缩压×心率。正常值应小于12 000，若大于12 000提示心肌耗氧增加。

（二）动脉压监测

动脉血压能直接反映心脏后负荷、心肌作功与耗氧及周围循环血容量，是血流动力学的重要指标之一。在安静状态下，正常成人的血压范围在90～140/60～90 mmHg，脉压为

视频：
血压测量

30～40 mmHg。

1. 影响血压的因素　动脉血压存在个体、性别和年龄的差异。影响动脉压（arterial blood pressure，ABP）的因素包括心排血量、循环血容量、周围血管阻力、血管壁的弹性和血液黏滞度等5个方面。

2. 监测方法

（1）无创血压监测：包括袖套测压法和自动化无创动脉压监测（automated non-invasive blood pressure，NIBP）。普通患者常用袖套测压法监测血压，ICU、麻醉手术中的患者需用自动无创动脉压监测，操作简便、省时省力，可以提供患者动态、连续的血压变化状况，但不能反映每一心动周期血压的变化，且易受外界环境的影响。当对监护仪所测血压有怀疑时，应改用袖套血压计测定比较结果差异。

（2）有创血压监测：是一种有创性测量血压的方法，将动脉导管置入动脉内，通过压力监测系统直接进行动脉内压力的监测，可直接显示收缩压、舒张压和平均动脉压，反映每心动周期的血压变化情况，并将其数值及波形实时显示在监护仪屏幕上，及时、准确地反映患者血压的动态变化。所测得的血压数值较无创测压法测得的精确，尤其是在用听诊器无法听清血压数值时，它仍可反映血压水平。因此成为ICU中最常用的血压监测方法之一。常选用的测压穿刺血管为桡动脉、股动脉、肱动脉及足背动脉等，一般首选桡动脉，其次为股动脉。该方法具有创伤性，可能引起感染、局部血肿、血栓、以及因使用肝素所致的血小板减少等并发症，在实施过程中应注意严格掌握应用指征、加强观察有无并发症发生，并且做好相关护理。

动脉插管测压患者的护理：

①伤口护理：保持伤口及敷料清洁干燥，预防静脉炎的发生。②导管护理：严格无菌操作，输液管、延长管和三通接头等每天更换，保持导管的通畅和置入的深度，防止导管位置移动或脱出，注意观察肢端血运情况，一旦出现血肿、肢端缺血、感染迹象应立即拔除导管，置管时间<7天。③测压时注意事项：保持固定的体位、测压的部位，校对零点，换能器高度应与心脏同一水平。

3. 血压监测的临床意义

（1）收缩压（systolic blood pressure，SBP）：收缩压的重要性在于克服各脏器的临界关闭压，保证脏器的供血。如肾的临界关闭压为70 mmHg（9.33 kPa），当收缩压低于此值时，肾小球滤过率减少，患者将出现少尿。

（2）舒张压（diastolic blood pressure，DBP）：舒张压的重要性在于维持冠状动脉灌注压（coronary perfusion pressure，CPP），CPP等于DBP和左心室舒张期末压（left ventricular end diastolic pressure，LVEDP）的差值，因此，舒张压过低则无法保证充足的心肌血供。

（3）平均动脉压（mean arterial pressure，MAP）：MAP=DBP+1/3脉压，正常值为60～100 mmHg。MAP与心排血量和体循环血管阻力有关，是反映脏器组织灌注情况的指标，若平均动脉压低于60 mmHg，则说明心排血量不足。

（三）心排血量监测

心排血量（cardiac output，CO）是反映心脏泵血功能的重要指标，通过CO测定及计算心血管各项参数，可以判断心脏功能，协助诊断心力衰竭和低排综合征，同时估计预后和指导治疗。

1. 监测方法　临床上测量心排血量的方法有无创法和有创法。无创法包括心肌阻抗心动图和多普勒超声检查。有创法临床常用温度热稀释法监测。温度热稀释法是常用的测量CO方法，是目前临床判断心功能的金标准，且有易操作、可重复测量等优点。它是用10 ml室温盐水或冰盐水作为指示剂经漂浮导管注入右心房，随血流进入肺动脉，由温度探头和导管端热敏电阻分别测出指示剂在右心房和肺动脉的温差及传导时间，经心排血量计算机，描记出时间-温度曲线面积，按公式自动计算出心排血量，并显示记录其数字及波形。同时，可从CO、平均动脉压（MAP）、肺动脉压（PAP）等计算出体循环血管阻力（SVR）和肺循环血管阻力（PVR）。

2. 临床意义　心排血量正常值为 4 ~ 8 L/min，其受心肌收缩性、前负荷、后负荷及心率等因素的影响。CO 升高常见于贫血、甲状腺功能亢进、体循环动静脉瘘、部分肺源性心脏病等；CO 下降常见于心功能不全、脱水、失血、休克等原因引起的回心血量减少。

测量 CO 及计算心血管各项参数，可以了解心泵功能，并绘制心功能曲线，判断心脏前后负荷的关系，以正确地进行心血管治疗，有助于心衰及低心排血量的诊断、治疗及预后估计。

（四）中心静脉压监测

中心静脉压（CVP）是指胸腔内上、下腔静脉的压力，由右心室充盈压、静脉内血容量、静脉收缩压和张力、静脉毛细血管压等组成，是评估右心室前负荷及右心功能的重要指标，与静脉张力和右心功能有关，不能反映左心功能。

1. 监测方法

（1）在深静脉置管的基础上进行中心静脉压的监测。但在腹内压增高等情况下，应选择上腔静脉测压。

（2）备好中心静脉测压装置，固定测压管使零点与右心房中点在同一水平面上。

（3）确认导管在静脉内，连接至中心静脉测压管，排尽气泡，转动三通开关使测压管与静脉导管相通即可测压。不测压时，转动三通开关使输液瓶与静脉导管相通，用于补充液体并保持静脉导管的通畅（图 4-1）。

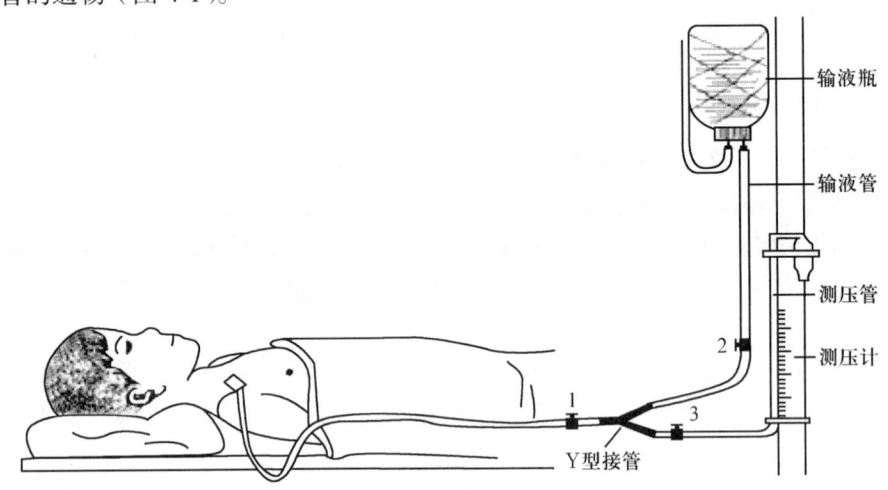

图 4-1　简易中心静脉压测压装置

2. 临床意义　CVP 正常值为 5 ~ 12 cmH$_2$O。CVP<5 cmH$_2$O，提示右心房充盈不佳或血容量不足；CVP>15 cmH$_2$O，提示右心功能不良或血容量超负荷，常见于右心衰、三尖瓣关闭不全、心包填塞或补液过快过多，应暂停输液或严格控制输液速度，并给予强心、利尿等处理。胸腹腔压力变化、血管活性药物的使用会影响中心静脉压。CVP 的持续动态监测比单次监测更具有意义。临床上判读 CVP 应结合其他血流动力学参数综合分析（表 4-1）。

表 4-1　CVP 与动脉血压变化的临床意义及处理原则

CVP	血压	原因	处理原则
低	低	血容量不足	充分补液
低	正常	血容量相对不足	适当补液
高	低	心功能不全或血容量相对过多	强心药、纠正酸中毒、舒张血管
高	正常	容量血管过度收缩	应用扩血管药物
正常	低	血容量不足或心功能不全	补液实验

注：
补液实验：在 15 min 内快速静脉输入 5% 葡萄糖等张盐水 250 mL，若中心静脉压升高而血压不变，提示心功能不全，应控制补液量；若血压升高而中心静脉压不变，则提示血容量不足，应增加补液量。

3. 适应证　①各类大、中型手术，尤其是心血管、颅脑和胸部大而复杂的手术；②各种类型的休克；③各种原因引起的血容量不足；④右心功能不全；⑤大量静脉输血、输液，或需静脉高能量营养治疗者等。

4. 注意事项　由于CVP监测为有创性操作，可能引起感染、心律失常、出血和血肿、气胸、血胸、空气栓塞、血栓形成等并发症，在操作中应注意：①确定导管插入上腔静脉或右心房；②确保玻璃管零点置于第4肋间右心房水平；③确保静脉内导管和测压管道系统内无凝血、空气，管道无扭曲等；④测压时确保静脉内导管畅通无阻；⑤加强管理，严格无菌操作；⑥密切观察，做好记录。

（五）肺动脉楔压监测

肺动脉楔压（pulmonary arterial wedge pressure，PAWP）是指漂浮导管在肺小动脉楔入部位所测得的压力。它是评估左心前负荷和右心后负荷的指标，有助于判定左心室功能，反映血容量是否充足，从而指导临床。

1. 监测方法

（1）器材和监护仪：根据需要可选用不同规格的漂浮导管（Swan-Ganz导管），常用的是四腔管。每根导管有三个空腔和一根金属导线，长100 cm。导管顶端开口供测量肺动脉压（PAP）、肺动脉楔压（PAWP）和抽取静脉血标本，导管近端的开口（距顶端30 cm），用于测量右房压（RAP）或CVP，并可在测量心排血量时供注射生理盐水用。第3个腔开口于靠近导管顶端的气囊内，气囊的充气量为0.5～1.5 ml，充气后方便导管随血流向前推进。距离导管顶端3.5～4.5 cm处有一小的热敏电阻，金属线一端与它相连，另一端接上测定心排血量的计算机，用于测量心排血量。

（2）插管的方法：通过锁骨下静脉或颈内静脉穿刺，将漂浮导管经外鞘管送入到上腔静脉，再随血流到达右心房、右心室、肺动脉，依次显示RAP波形、RVP波形、PAP波形，最后充气的气囊导管可嵌入肺动脉分支，显示PAWP波形，立即放气。妥善固定漂浮导管，拍床边胸片以明确导管位置。

2. 适应证

（1）急性呼吸窘迫综合征（acute respiratory distress syndrome，ARDS）并发左心衰时，测定PAWP为最佳的诊断方法。

（2）循环功能不稳定患者，应用正性肌力药物和扩血管药时，用以指导治疗并观察治疗效果。

（3）区分心源性肺水肿和非心源性肺水肿。

3. 临床意义　PAWP正常值为6～12 mmHg。PAWP升高常见于血容量增加、左心功能不全、胸腹腔压力增加、使用血管升压药物及输液治疗时；PAWP降低常见于心功能改善后、低血容量状态、血液和体液的迅速丢失以及应用扩血管药物后。

4. 注意事项　①置入导管时操作宜轻柔，注意观察压力波形，随时调整位置，导管尖端应位于左心房同一水平，PAWP才能准确反映左心室舒张末压；②漂浮导管前端最佳嵌入部位，应在肺动脉较大分支，气囊充气应缓慢，测量完毕尽量放气；③呼吸对PAWP有影响，不论自主呼吸或机械通气，均应在呼气末测PAWP，避免影响测压结果的因素如深吸气、咳嗽、呕吐、躁动或抽搐等；④严密观察有无并发症，如心律失常、气囊破裂、肺动脉破裂出血、感染、肺栓塞或导管打结等，发现后应及时报告医师处理。

二、心电监护

心电监护是监测心脏电活动的一种手段，对各种类型的心律失常、诊断心肌梗死具有独特的诊断价值。心电监护系统可连续、动态地监测患者的心电活动，并将危重患者的信息及时、准确地向医务人员进行报告，极大地提高了危重患者的抢救成功率，使急性心肌梗死的死亡率由原来的 30%～40% 下降到 15% 以下。

（一）临床意义

1. **及时发现和识别心律失常**　通过心电监测可及时发现心律失常、识别心律失常性质、判断药物治疗效果。如各种有创监测和治疗、大手术、酸碱失衡和电解质紊乱等均可引起心律失常。

2. **及时发现心肌缺血和心肌梗死，并反映治疗情况**　严重缺氧、高碳酸血症、严重酸碱失衡均可导致心肌缺血或心肌梗死。在心电图上可见 ST 段和 T 波的典型改变，从而帮助临床及早发现、挽救受损心肌。

3. **监测电解质改变**　电解质紊乱可诱发各种心律失常，最常见的是低钾血症和低钙血症。相对于血电解质检查，心电监测能更早发现问题，并予以处理。

4. **指导治疗**　通过心电监护可确定心律失常的类型和程度，从而制定抗心律失常治疗的方法确定治疗时机。对于安装起搏器的患者，心电监测能判断起搏器功能是否良好。对各种手术，尤其是心血管手术的术前、术中、术后及特殊检查（心包穿刺、内镜）、治疗（反搏、电除颤等）也需要心电监测以防并发症出现。

（二）常用心电监护仪种类

1. **心电监护系统**　是重症监护室最常用的心电监护设备，具有实时显示、设置报警、图像冻结、储存分析等功能。心电监护系统可动态监测心电图波形、心率、呼吸、血压、血氧饱和度及体温等重要参数；并可对心率、血压、呼吸等指标设置报警上、下限，当心率过快或血压过低时可及时发现；当发现有明显心律失常时，可冻结图像以供仔细观察和分析；患者出现病情变化时可回看储存的数据，从而把握病情的动态发展。

2. **动态心电监测仪（Holter 心电图监测仪）**　该仪器可分为分析仪和记录仪两部分。记录仪可随身携带，通过胸部皮肤电极可记录 24～48 h 心电图波形；分析仪可应用计算机进行识别。临床主要用于判断原因不明的心悸、胸痛、头晕及晕厥等是否与心律失常有关，或用于平静状态下心电图不易发现的短暂性心律失常，也可用于监测起搏器的功能及观察应用抗心律失常药物的效果。

3. **遥控心电监测仪**　连接患者胸壁的电极无需与监测仪相连，而是通过一个随身携带的发射仪器将心电信号无线传输到中心台。中心台一般可同时监测 4～6 个患者，而患者可以获得较大的活动空间。

（三）心电导联连接及其选择

心电监护的导联方式常用胸前综合监护导联或改良的标准导联图形进行监护。其基本原理是在胸前形成一个三角形，分别形成改良的 I、II、III 导联，或引出单极胸导联。监护导联多采用 3 个粘贴式纽扣电极片，即正电极、负电极和接地电极，连接相应导联，并用不同颜色加以区分。其放置方法有以下几种：

（1）综合 I 导联：正极放在左锁骨中点的下缘，负极放在右锁骨中点的下缘，接地电极置于剑突右侧，其心电图波形类似标准 I 导联，且不影响常规心电图描记，但 QRS 波振幅较小。

（2）综合 II 导联：正极置于左腋前线第 4 肋间，负极置于右锁骨中点的下缘；接地电极置于剑突右侧，其心电图波形近似 V_5 导联，心电图波幅较大，但电极脱落机会较多。

（3）综合 III 导联：正极置于左锁骨中点肋弓上缘，负极置于左锁骨中点外下方，接地电极置于右侧胸大肌下方，其心电图波形近似标准 III 导联。

（4）CM 导联：即改良胸前导联，在手术中应用不影响胸腹部切口消毒，是临床监护中常用的监护方法，常用于识别心律失常。正极置于左腋前线第 5 肋间，负极置于胸骨柄，接地电极置于右腋前线第 5 肋间。

目前的心电监护仪可同时进行 I 导联、III 导联心电图显示，胸部常需安置 5 枚电极。在记录心电图的同时，采用阻抗法可获得呼吸曲线及呼吸频率。

表4-2 心电监护仪5导联名称和电极安放位置

导联名称	电极位置	颜色
RA	右锁骨中点外下方	白色
LA	左锁骨中点外下方	黑色
LL	左腋前线肋缘处	红色
RL	右腋前线肋缘处	绿色
V	取胸导联6个位置中P、QRS、T波较清晰的导联	棕色

（四）监测方法
1. 将各监护导联与监护仪连接，参见表4-2。
2. 患者取平卧位或半卧位。
3. 暴露胸部，用纱布蘸75%乙醇清洁放置电极片部位的皮肤，待干。
4. 粘贴电极片，将电极片连接至心电导联线上。电极片贴于患者胸部正确位置，注意避开伤口、除颤部位、骨突以及患有皮疹、皮炎处。
5. 打开电源开关，启动监护仪，进行心电监测。

视频：
心电监测

三、呼吸系统监测

呼吸系统监测是危重患者监护的重要内容之一。呼吸系统的监测包括呼吸运动的观察，如呼吸频率、节律、深浅度等；呼吸功能的测定，如肺容量测定、肺通气与换气功能测定；血氧情况的监测，如血氧分压、血氧容量、血氧饱和度和动静脉血氧分压差等，全面血氧监测还需要进行动脉血气分析。呼吸运动的观察已在有关课程中介绍，动脉血气分析属于有创血氧监测，将在后续的动脉血气和酸碱监测中介绍，这里主要介绍呼吸功能的监测和无创血氧监测技术。

（一）呼吸功能的监测

1. 肺容量监测

（1）潮气量（tidal volume，VT）：指在平静呼吸时，一次吸入或呼出的气体量。正常值成人为8~12 mL/kg体重，男性略大于女性。潮气量增大多见于中枢神经性疾病或酸血症所致的过度通气；潮气量减少多见于间质性肺炎、肺纤维化、肺梗死、肺淤血等。

（2）肺活量（vital capacity，VC）：指深吸气后作深呼气所能呼出的最大气量，正常值为30~70 mL/kg体重，肺活量的测定可分为一次和多次两种。正常人两者应相等。有阻塞性肺疾病的患者，则分次肺活量大于一次肺活量。临床上，VC<15 mL/kg体重，即为气管插管或气管切开应用呼吸机的指征；VC≥15 mL/kg体重为撤掉呼吸机的指标之一。临床上任何引起肺实质损害的疾病，如胸廓活动度减低、膈肌动度减低、膈肌活动受限或肺扩张受限等疾病均可使肺活量降低。

视频：
呼吸测量

（3）功能残气量（functional residual capacity，FRC）：是平静呼气后肺内所残留的气量。

2. 肺通气功能测定

（1）每分通气量（minute ventilation volume，VE）：在静止状态下，每分钟呼出或吸入的气量，是潮气量与每分钟呼吸频率的乘积。正常值男性为6.6 L，女性为4.2 L。VE>10 L/min为通气过度，VE<3 L/min为通气不足。

（2）每分钟肺泡通气量（alveolar ventilation，VA）：指在静息状态下每分钟吸入气量中能到达肺泡进行气体交换的有效通气量。VA正常值为4.2 L/min，它反映真正的气体交换量。VA=(VT−VD)×RR。VD为无效腔量，正常成人约150 mL。若潮气量为500 mL，呼吸频率16/min，通过上式计算，肺泡通气量为5.6 L/min。若潮气量减半，呼吸频率增加1倍，则VA为3.2 L/min。可见呼吸越浅促，肺泡通气量的减少越显著。

(3) 生理无效腔（dead space ventilation，VD）：即解剖无效腔与肺泡无效腔的容积之和。解剖无效腔系指口、鼻、气管和细支气管这一段呼吸道，肺泡无效腔系指肺泡中未参与气体交换的空间。正常情况下解剖无效腔与生理无效腔量基本相等，疾病时生理性无效腔量可增大。VD/VT 的比值反映通气的效率，正常值为 0.2 ~ 0.35，VD/VT 比值对正确应用呼吸机有一定的指导意义。

（二）脉搏氧饱和度监测

脉搏氧饱和度（SpO_2）监测是通过动脉脉搏波动分析来测定血液在一定氧分压下氧合血红蛋白占全部血红蛋白的百分比，属无创性监测。现被称为第五生命体征监测，因其与动脉血氧饱和度（SaO_2）有显著的相关性，故在临床上广泛应用。

1. 原理　血红蛋白具有光吸收的特性，但游离血红蛋白与氧合血红蛋白吸收光线的波长不同，利用分光光度计比色的原理，可测得随着动脉搏动血液中氧合血红蛋白对不同波长光线的吸收量，从而间接了解患者血氧分压的高低，以了解组织氧供情况。

2. 临床意义　正常值为 96% ~ 100%。通过 SpO_2 监测，间接了解患者 PaO_2 高低，以便了解组织的氧供情况，为早期发现低氧血症提供有价值的信息，提高了治疗的安全性。$SpO_2<90\%$ 时，常提示有低氧血症。

3. 监测方法

（1）将监测模块及导线与多功能监护仪连接。

（2）清洁局部皮肤或指（趾）甲。

视频：
血氧饱和度监测

（3）将 SpO_2 传感器夹在患者的手指、脚趾或耳郭处。小儿监测多用耳夹法，成人常用指夹法，如患者指甲较厚或末梢循环较差时，应选用耳夹法。

（4）观察血氧饱和度和手指脉搏波的变化。

（5）根据患者病情设置波幅及报警界限。

（三）呼气末二氧化碳监测

临床上常用红外线 CO_2 分析仪连续无创监测呼吸周期中的 CO_2 浓度。呼气末二氧化碳（$P_{ET}CO_2$）正常值为 30 ~ 45 mmHg，$P_{ET}CO_2$ 的高低与 P_aCO_2 数值相近，可反映肺通气功能状态和计算 CO_2 的产生量，也可反映循环功能和肺血流情况，指导呼吸机参数的调整。

呼气末二氧化碳（$P_{ET}CO_2$）监测和 CO_2 波形图在急诊室中有着广泛的应用。由于 $P_{ET}CO_2$ 和 CO_2 波形能够反映患者的气道状况、通气功能及循环和肺血流情况，异常的 $P_{ET}CO_2$ 和 CO_2 波形提示通气功能和肺灌注的异常，因此其监测广泛运用于心衰、哮喘、COPD、深度镇静等患者的呼吸循环功能监测。$P_{ET}CO_2$ 监测还是判断气管插管位置的可靠方法，在心肺复苏中，$P_{ET}CO_2$ 也是判断复苏效果、自主循环恢复（ROSC）及患者预后的重要指标。

（四）呼吸机波形监测

常用的包括气道压力波形、流量波形、容量波形等，有利于判断患者的呼吸功能，及时调整呼吸机参数。根据压力 – 容积波形能够辅助了解呼吸机做功、患者呼吸做功等，有利于指导呼吸参数调整，并且为成功脱机提供重要帮助。

四、体温的监测

1. 正常体温　正常成人的体温随测量部位不同而异，口腔舌下温度为 36.3 ~ 37.2 ℃，腋窝温度为 36 ~ 37 ℃，直肠温度为 36.5 ~ 37.5 ℃。昼夜间可有轻微波动，清晨稍低，下午或傍晚稍高，但波动范围一般不超过 1 ℃。

2. 测温部位

（1）直肠温度：为中心温度，临床上应用较多，但易受粪便影响。

（2）食管温度：为中心温度，将测温电极放置在咽喉部或食管下段。

视频：
体温测量

（3）鼻咽温度：将温度计插到鼻咽部测得，可间接了解脑部温度。

（4）耳鼓膜温度：将专用的耳鼓膜测温电极置于外耳道内鼓膜上，该处的温度可反映流经脑部血流的温度，认为与脑温非常接近。

（5）口腔和腋下温度：腋下是常用监测体温部位，腋下温度一般比口腔温度低 0.3～0.5 ℃，将腋窝温度加 0.5～1 ℃ 与直肠温度接近。

（6）皮肤与中心温度差：皮肤温度能反映末梢循环状态，在血容量不足或低心排血量时，外周血管收缩，皮肤温度下降。皮肤各部位温度差别很大，受皮下血运、出汗等因素的影响，要做多部位的测量。长期临床观察发现大腿内侧皮肤温度与平均皮肤温度非常接近，故现在常规将皮肤温度探头置于大腿内侧。平均皮肤温度易受环境温度的影响，故在稳定的环境温度下进行持续监测十分重要。中心温度探头置于后鼻孔或直肠内（距肛门 10 cm）。

3. 临床意义　目前的监护设备均具有 T_1、T_2 两个插孔，这两个插孔用于监测中心温度与平均皮肤温度，以显示温差。正常情况下，温差应小于 2 ℃。连续监测皮肤温度与中心温度，是了解外周循环灌注是否改善的有价值的指标。当患者处于严重休克时，温差增大；经采取有效措施治疗后，温差减少，则提示病情好转，外周循环改善。温度差值逐渐进行性扩大，是病情恶化的指标之一。

4. 发热程度分类（口腔温度）　①低热：37.4～38 ℃；②中等高热：38～39 ℃；③高热：39～40 ℃；④超高热：41 ℃ 以上。

5. 注意事项

（1）根据病情选择合适的测量部位，发现体温与病情不符应查找原因并复查体温。

（2）及时分析发热的程度及热型，以指导治疗。

（3）超高热必须紧急降温，高热应积极降温，以减少患者的氧耗和能量代谢，对婴幼儿更要及时处理，以免造成严重的中枢神经系统损伤。

（4）体温过低时除了保暖以外，还应保证足够的热量供给。

（5）低温治疗期间应严密监测体温、循环和呼吸功能，复温期间要注意复温速度不宜过快，以免出现复温性休克和反跳性高热。

五、肾功能监测

（一）尿量

尿量是反映机体重要脏器血液灌注状态的敏感指标之一。尿量变化是肾功能改变最直接的指标，临床通常记录每小时及 24 h 尿量。当每小时尿量 <30 mL 时，多为肾血流灌注不足，间接提示全身血容量不足。24 h 尿量 4 000～5000 mL 为多尿；24 h 尿量 <400 mL 为少尿，表示有一定程度肾功能损害；24 h 尿量 <100 mL 为尿闭，是肾衰竭的基础诊断依据。

（二）尿液常规检查

1. 尿外观　主要包括血尿、血红蛋白尿、脓尿、乳糜尿和胆红素尿等。

2. 尿比重　能够反映肾血流灌注和肾功能，成人正常值为 1.015～1.025。尿比重增高见于各种原因引起的肾灌注不足、急性肾小球肾炎、尿糖或尿蛋白含量增高等；下降见于各种原因引起的尿浓缩功能障碍，如机体水负荷增加、尿崩症、肾衰竭等。固定在 1.010 左右的低比重尿称为等张尿，多见于急性肾性肾衰竭，也见于各种肾实质损害终末期。

3. 尿生化　尿生化检查包括尿蛋白、尿胆红素、尿糖、尿酮体等测定。

正常人的尿蛋白含量为（0～80）mg/24 h，当尿蛋白 >120 mg/24 h 为蛋白尿，按病因可分为肾小管性蛋白尿、肾小球性蛋白尿、混合性蛋白尿、分泌性蛋白尿和溢出性蛋白尿。血糖在生理情况下为阴性，当血糖水平超过肾小管重吸收能力时出现糖尿。尿酮体在生理情况下为阴性。尿/血渗透压比值是反映肾小管浓缩功能的重要指标。尿渗透压的正常值为（600～1000）mOsm/L，尿/血渗透压比值的参考值范围为（3～4.5）∶1。

4. 尿液有形成分分析　尿液中的有形成分主要包括细胞和管型等。肾小球源性血尿常可见异常红细胞，多见于肾小球疾病；非肾小球源性血尿红细胞形态多正常，多见于尿路感染或损伤，也可见于肾间质疾病。当白细胞 >5/HP 为镜下脓尿，提示尿路感染。尿管型可分为透明管型、颗粒管型、细胞管型、蜡样管型、肾衰管型等。

（三）肾浓缩 - 稀释功能

主要用于监测肾小管的重吸收功能。目前常采用简化或改良的浓缩 – 稀释试验。方法为：在试验的 24 h 内，患者保持日常的饮食和生活习惯，晨 8 时排弃尿液，自晨 8 时至晚 8 时每 2 h 留尿一次，晚 8 时至次晨 8 时留尿一次，分别测定各次尿量和比重。

1. 正常值　昼尿量与夜间尿量之比为（3～4）：1；夜间 12 h 尿量应少于 750 mL。尿比重正常值为 1.001～1.022，最高的一次尿比重应在 1.020 以上，最高尿比重与最低尿比重之差应 >0.009。
2. 临床意义　夜尿量超过 750 mL 常为肾功能不全的早期表现。尿比重 >1.025 为高比重尿，提示尿液浓缩，肾本身功能尚好；尿比重 <1.010 为低比重尿，提示肾浓缩功能降低，见于肾功能不全恢复期、尿崩症、利尿剂治疗后、慢性肾炎及肾小管浓缩功能障碍等情况。

（四）血尿素氮（BUN）

测定血中 BUN 的含量，可以判断肾小球的滤过功能。

1. 正常值　（2.9～6.4）mmol/L（8～20 mg/dL）。
2. 临床意义　BUN 增加程度与肾功能损害程度成正比，通过 BUN 检测可有助于诊断肾功能不全，尤其是对尿毒症的诊断更有价值。肾前性或肾后性因素引起的尿量显著减少或无尿时可使 BUN 增高，体内蛋白质过度分解时也可引起 BUN 增高。

（五）血肌酐（SCr）

1. 正常值　（83～77）μmol/L（1～2 mg/dL）。
2. 临床意义　血清肌酐浓度升高反映肾小球滤过功能减退。肾功能不全时血清肌酐水平明显增高。

（六）尿/血渗透压比值

1. 正常值　尿渗透压（600～1000）mOsm/L，血渗透压（280～310）mOsm/L，尿/血渗透压比值为 2.50±0.8。
2. 临床意义　此比值是反映肾小管浓缩功能的指标。功能性肾衰时，尿渗透压 > 正常。急性肾衰时，尿渗透压接近血浆渗透压，两者比值 <1.1。

（七）内生肌酐清除率（Ccr）

1. 正常值　正常成人 Ccr 正常值为 80～120 mL/min。
2. 临床意义　当 Ccr 降低至正常值的 80% 以下提示肾小球滤过功能已有减退，如 Ccr 降至（51～70）mL/min 为轻度损伤；降至（31～50）mL/min 为中度损伤；降至 30 mL/min 为重度损伤。多数急性和慢性肾小球肾炎患者皆可有 Ccr 降低。

六、脑功能监测

脑功能监测能反映颅脑损伤的严重程度，尤其是昏迷患者，对于早期诊断颅内血肿，鉴别原发与继发脑干损伤，有效地治疗颅内高压和判定预后等方面具有重要的临床意义。

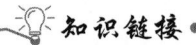

格拉斯哥昏迷指数评分

格拉斯哥昏迷指数评分（Glasgow coma scale，GCS），昏迷程度以睁眼反应、语言反应、运动反应三者分数总和即为昏迷指数，得分越高，提示意识状态越好，14 分以上属于正常状态，8 分以下为昏迷，昏迷程度越重者的 GCS 评分越低，3 分多提示脑死亡或预后极差。

(一)颅内压监测

颅内压(Intracranial Pressure,ICP)是指颅内容物对颅腔壁产生的压力。持续 ICP 监测,是观察颅脑危重患者病情变化,指导临床治疗与预后判断的一项重要指标。

1. 测压方法　①脑室内测压:在无菌条件下经颅骨钻孔后,将硅胶导管插入侧脑室,经三通管连接压力传感器,再接上监护仪即可进行 ICP 监测。②硬膜外测压:将压力传感器放置于硬膜与颅骨之间进行 ICP 监测。避免压迫过紧或过松,以免读数不准,此法保持了硬膜的完整性,感染较少,可长期监测。通常此法测压的结果较脑室内测压略高 2~3 mmHg。③光导纤维颅内压监测:是一种比较先进的监测仪器。颅骨钻孔后,将传感器探头以水平位插入 2 cm,放入硬脑膜外,此法操作简单,可连续监测,活动时对压力影响不大,常被采用。

2. 颅内压正常值及分级　正常成人平卧时 ICP 为 10~15 mmHg。ICP 15~20 mmHg 为轻度增高,20~40 mmHg 为中度增高,>40 mmHg 为重度增高。

3. 影响颅内压的因素

(1) $PaCO_2$:脑血管反应不受 CO_2 直接影响,而与细胞外液 pH 改变有关。$PaCO_2$ 下降时,pH 升高,脑血流量减少,颅内压下降。$PaCO_2$ 升高时,pH 下降,脑血流和脑容量增加,颅内压升高。脑外科手术时,如用过度通气方式降低 $PaCO_2$,使脑血管收缩,脑血流量减少,颅内压降低。但若 $PaCO_2$ 过低,致使脑血流量太少,则可引起脑缺血、缺氧,导致脑水肿,其损害加重。

(2) PaO_2:PaO_2 下降至 50 mmHg 以下时,脑血流量明显增加,颅内压增高。当低氧血症持续时间较长,形成脑水肿时,即使 PaO_2 提高至正常水平,颅内压也不易恢复正常。PaO_2 增高时,脑血流及颅内压均下降。

(3) CVP:CVP 升高可影响脑静脉,使静脉回流障碍,颅内压升高。反之,CVP 降低,颅内压亦降低。

(4) 其他方面的影响:气管内插管、咳嗽、喷嚏、颈静脉受压使颅内压升高;体温每降低 1 ℃,颅内压可下降 3.7%~5.5%;使脑血流增加的药物可导致颅内压升高;渗透性利尿剂使脑细胞脱水,可起到降低颅内压的作用;颅内压还与血压有关,颅内压会随着血压的升高而升高。

(二)脑电图监测

脑电图是通过脑电图记录仪将脑部产生的自发性生物电流放大 100 万倍后获得的相应图形,记录后分析脑电活动的频率、振幅、波形变化,从而了解大脑的功能和状态。该方法简单,经济方便,又便于在疾病过程中反复监测,对了解脑功能具有重要意义。脑电图监测技术曾经主要用于癫痫的诊断,近来逐渐用于昏迷患者、麻醉监测、复苏后脑功能的恢复和预后以及脑死亡等方面的判断。

(三)脑血流图监测

脑是机体代谢最旺盛的器官之一,脑的重量仅为体重的 2%,脑血流量却占心排血量的 15%,脑的耗氧量占全身耗氧量的 20%~25%。脑功能需要依赖足够的血供才能维持,一旦脑血氧供给障碍或血流中断,脑功能就难以维持而发生一系列病理生理变化,甚至发生"脑死亡"。故通过脑血流监测,可以反映脑功能状态。目前常用的脑血流测定装置主要有脑电阻、Doppler 血流测定仪等。

(四)脑氧供需平衡监测

颅内压、脑电图、脑血流等的监测可间接反映脑的氧供情况,而脑氧供需平衡监测能更为直接地反映脑的供氧情况,它主要是进行脑氧饱和度测定。监测方法有两种:①颈内静脉血氧饱和度监测,它主要反映整个脑组织的氧供需平衡情况;②近红外线脑氧饱和度仪监测,主要反映局部脑组织氧供需平衡情况。

其他脑功能监测方法还有地形图、脑诱发电位及CT、MRI等。

七、动脉血气和酸碱度监测

视频：
动脉血标本采集

动脉血气分析是指对血液中的CO_2、O_2和pH的直接测定，以及由上述三项所衍生出的有关氧代谢及酸碱平衡的一系列指标的分析，其有助于对呼吸状态和酸碱平衡状态进行全面而精确的分析，评价抢救与治疗效果，以指导呼吸机参数的调整和评价呼吸机治疗效果。而酸碱失衡是多种疾病发展的共同通道，因此血气分析与酸碱参数监测，对早期诊断，早期治疗均极为重要。血气分析已成为危重病抢救过程中常规的监测手段。

1. 血液酸碱度（pH） 可以反映体内酸碱平衡的综合情况。

（1）正常值：动脉血的pH为7.35～7.45。静脉血比动脉血pH低0.03。

（2）临床意义：pH<7.35为失代偿性酸中毒或酸血症。pH>7.45为失代偿性碱中毒或碱血症。人体能耐受的最低pH为6.90，最高pH为7.70，pH的抢救范围为6.80～7.80之间。

2. 动脉血二氧化碳分压（$PaCO_2$） 是指物理溶解在动脉血中CO_2所产生的张力。

（1）正常值：35～45 mmHg。

（2）临床意义：$PaCO_2$是反映呼吸性酸碱平衡紊乱的重要指标。若$PaCO_2$<35 mmHg，提示肺通气过度，CO_2排出过多，见于呼吸性碱中毒或代偿后的代谢性酸中毒；若$PaCO_2$>45 mmHg，提示肺通气不足，有CO_2潴留，见于呼吸性酸中毒或代偿后的代谢性碱中毒。

3. 动脉血氧分压（PaO_2） 是指物理溶解在动脉血中氧所产生的张力。

（1）正常值：中青年PaO_2正常值为90～100 mmHg。PaO_2随年龄的增加而降低，但最低不应低于70 mmHg。

（2）临床意义：①衡量机体缺氧及程度的重要指标；②诊断呼吸衰竭；③诊断酸碱失衡的间接指标。

4. 动脉血氧饱和度（SaO_2） 是指动脉血单位Hb携O_2的百分比。

（1）正常值：96%～100%。

（2）临床意义：SaO_2与Hb的多少无关，而与PaO_2高低、Hb与氧的亲和力有关。PaO_2越高，SaO_2越高。

5. 动脉血氧含量（CaO_2）

（1）正常值：16～20 mL/dL。

（2）临床意义：CaO_2受PaO_2与Hb的质和量的影响，故呼吸、血液、循环对其都有影响。CaO_2与Hb成正比，贫血时CaO_2下降；红细胞增多，CaO_2增高。肺功能受损时，CaO_2下降；心功能受损时，CaO_2下降。

6. 实际HCO_3^-（AB） 实际测得的动脉血中HCO_3^-含量，也可以HCO_3^-表示。

（1）正常值：25±3 mmol/L。

（2）临床意义：AB受代谢和呼吸因素的双重影响。AB下降为代谢性酸中毒或呼吸性碱中毒代偿；AB增高为代谢性碱中毒或呼吸性酸中毒代偿；AB正常，机体不一定为正常，如呼吸性酸中毒＋代谢性酸中毒，应具体分析。

7. 标准HCO_3^-（SB） 取全血在标准状态下（PCO_2为40 mmHg，温度为37 ℃，血红蛋白100%饱和）测得动脉血中HCO_3^-的含量为标准HCO_3^-。

（1）正常值：25±3 mmol/L。

（2）临床意义：正常情况下AB=SB，AB-SB=呼吸因素。AB-SB为正值为高碳酸血症，为CO_2潴留。若AB-SB为负值为低碳酸血症，为CO_2呼出过多。

8. 碱剩余（BE） 在标准状态下（条件同SB）将每升动脉血的pH滴定到7.40时所用的酸或碱的每升毫摩尔数。

（1）正常值：±3 mmol/L，平均为 0。

（2）临床意义：BE 的正值增大，表示代谢性碱中毒；BE 的负值增大，表示代谢性酸中毒。

9. 碱储备（BB） 或称缓冲碱总量，是血浆中具有缓冲能力的负离子总量。主要包括血浆 HCO_3^-（占 35%），红细胞内 HCO_3^-（占 18%），HbO_2 与 Hb（占 35%）、血浆蛋白（占 7%）及有机与无机磷酸盐（占 5%）。

（1）正常值：45～55 mmol/L。

（2）临床意义：BB 增高为代谢性碱中毒，或呼吸性酸中毒代偿；BB 降低为代谢性酸中毒，或呼吸性碱中毒代偿。

10. 血浆阴离子间隙（AG） 是血浆中未测定的阴离子（UA）和未测定阳离子（UC）之差。

（1）正常值：国外报告其正常值为 12±2 mmol/L。

（2）临床意义：AG 可增高也可降低，但增高意义较大，多以 AG>16 mmol/L 作为判断是否有 AG 增高型代谢性酸中毒的标准。

11. 二氧化碳总量（TCO_2）

（1）正常值：28～35 mmol/L。

（2）临床意义：$HCO_3^- \uparrow \to TCO_2 \uparrow$，$PaCO_2 \uparrow \to TCO_2 \uparrow$，故代谢性碱中毒、呼吸性酸中毒、呼吸性酸中毒代偿，TCO_2 增高。$HCO_3^- \downarrow \to TCO_2 \downarrow$，$PaCO_2 \downarrow \to TCO_2 \downarrow$，故代谢性酸中毒，$TCO_2$ 降低；呼吸性碱中毒，TCO_2 降低；呼吸性碱中毒代偿，TCO_2 明显降低。

（胡 姝）

自测题

选择题

1. ICU 感染死亡率位居医院感染首位的是
    A. ICU 获得性泌尿系感染
    B. 血管内导管的相关性感染
    C. 深部真菌感染
    D. ICU 获得性肺部感染
    E. 口腔感染

2. 脉搏氧饱和度的正常值为
    A. 90%
    B. 96%
    C. 100%
    D. 90%～96%
    E. 96%～100%

（3～5 题共用题干）

患者，男，30 岁，高处坠落伤，昏迷，上午 9 时被送入急诊室抢救，初步诊断"失血性休克，颅底骨折，呼吸衰竭"。下午 2 时由急诊室收入 ICU 行进一步抢救、监护及治疗。

3. 患者需进行中心静脉压监测，行中心静脉穿刺时，一般首选穿刺位置是
    A. 右侧锁骨下静脉
    B. PICC
    C. 股静脉
    D. 右侧锁骨上静脉
    E. 右侧颈内静脉

4. 反映该患者肾血液灌注状态的敏感指标是
   A. 尿量　　　　　　　　B. 肾浓缩-稀释实验　　　　C. 血尿素氮
   D. 血肌酐　　　　　　　E. 尿/血渗透压比值
5. 反映肾小管浓缩功能的指标为
   A. 尿量　　　　　　　　B. 肾浓缩-稀释实验　　　　C. 血尿素氮
   D. 血肌酐　　　　　　　E. 尿/血渗透压比值

第五章 常用急救技术

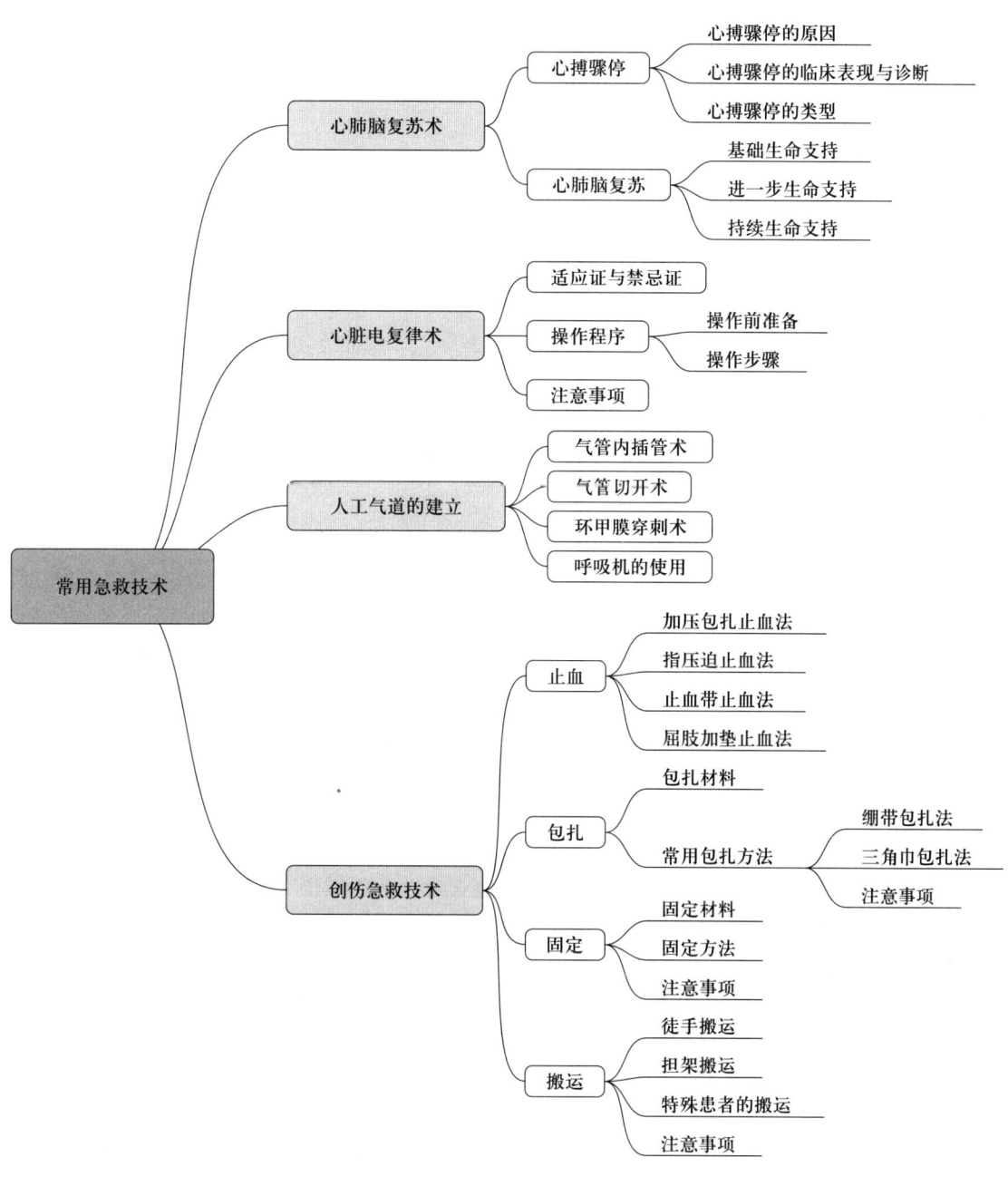

学习目标

1. 解释心搏骤停、心肺脑复苏、基础生命支持的概念。
2. 知道心搏骤停的原因、临床表现及类型；知道建立人工气道、心脏电复律术的适应证、禁忌证及护理要点。
3. 能够熟练进行心肺复苏术、非同步电复律术、外伤止血、包扎、固定和搬运。
4. 具有爱伤观念、评判性思维和团队合作能力。

第一节 心肺脑复苏术

> **案例 5-1**
>
> 患者，女，18岁，学生。在运动场跑步时突然晕倒在地，面色苍白，同学呼叫无应答，急打"120"急救电话。救护人员到达现场后，患者意识丧失，双侧瞳孔散大，颈动脉搏动、呼吸音均消失。
>
> 思考：
> 1. 该同学可能出现什么情况？
> 2. 如果你在现场应如何救护患者？

心搏骤停是临床的急危重症，可迅速导致患者死亡，需即刻进行心肺复苏。心肺复苏的成功率与抢救是否及时、有效有关，越早抢救，复苏成功率越高。因此，加强和提高医护人员心肺复苏技能，并在公众中普及心肺复苏知识，使复苏技术社会化，是提高复苏成功率的关键。

一、心搏骤停

心搏骤停是指由于各种原因（急性心肌缺血、电击、急性中毒等）引起的心脏突然停止搏动，有效泵血功能消失，导致全身组织器官严重缺血、缺氧。一般心脏停搏 3～5 s，患者即出现头晕；停搏 10 s 可引起晕厥；停搏 60 s 出现瞳孔散大；停搏 4～6 min，脑组织即可发生不可逆损害。

（一）心搏骤停的原因

心搏骤停的原因可分为心源性心搏骤停和非心源性心搏骤停两大类。

1. 心源性心搏骤停

（1）冠状动脉粥样硬化性心脏病：急性冠状动脉供血不足或急性心肌梗死常发生心室颤动或心室停顿，是成人猝死的主要病因。大多数发生在急性症状发作 1 h 内。

（2）心肌病变：急性病毒性心肌炎及原发性心肌病常并发室性心动过速或严重的房室传导阻滞，也可导致心搏骤停。

（3）其他：主动脉疾病、高血压性心脏病、瓣膜性心脏病、心包压塞等也可造成心搏骤停。

2. 非心源性心搏骤停

（1）呼吸停止：气道异物、溺水和窒息致气道阻塞，大面积肺梗死、严重颅脑创伤等可致呼吸停止。患者气体交换中断，心肌和全身器官组织严重缺氧可导致心搏骤停。

（2）各种意外事件：如电击、雷击或溺水。电击、雷击时可因强电流通过心脏而引起心搏骤停，另外强电流通过头部可导致生命中枢功能障碍而引起心搏、呼吸停止。

（3）严重的电解质紊乱与酸碱失衡：体内严重低血钾、高血钾、高血钠、高血钙均可导致心搏骤停。酸中毒时细胞内的钾外移，减弱心肌收缩力，可使血钾增高，也可发生心搏骤停。

（4）药物中毒或过敏：锑剂、洋地黄类、奎尼丁等药物的毒性反应可导致严重心律失常而引起心搏骤停。青霉素、链霉素及某些血清制剂发生严重过敏反应时也可导致心搏骤停。

（5）麻醉或手术意外：麻醉剂量过大、硬膜外麻醉药物误入蛛网膜下腔、低温麻醉时温度过低、术中大量出血、肌肉松弛剂使用不当等，均可引起心搏骤停。

（6）其他：某些诊断性操作（血管造影、心导管检查等）和某些疾病（急性胰腺炎、脑血管病变等）均可导致心搏骤停。

（二）心搏骤停的临床表现与诊断

1. 临床表现

（1）突然意识丧失或伴有阵发抽搐，面色苍白、口唇青紫。

（2）大动脉搏动消失，触摸不到颈、股动脉搏动。

（3）呼吸断续不规则、叹息样，继而停止。

（4）双侧瞳孔散大、对光反射消失。

（5）大小便失禁（部分患者出现）。

2. 诊断依据　意识丧失伴大动脉（颈动脉、股动脉）搏动消失是心搏骤停出现较早且最可靠的临床征象。切勿依靠听诊器反复听心音，更不能等待测血压和心电图检查结果来判断，以免延误抢救时机。意识丧失和大动脉搏动消失即可诊断为心搏骤停，应立即进行心肺复苏。

（三）心搏骤停的类型

心搏骤停根据心脏活动情况及心电图的表现可分为以下三种类型。

1. 心室颤动（ventricular fibrillation，VF）　简称室颤，心搏骤停最常见的类型，占心搏骤停的80%。心室肌发生极不规则的快速而又不协调的颤动，心电图表现为QRS波群消失，代之以大小不等、形态各异的室颤波，频率为200～400次/分钟（图5-1）。室颤多见于急性心肌梗死早期或严重心肌缺血患者，是冠心病猝死的最常见原因，也见于心脏外科手术后，其复苏成功率高。

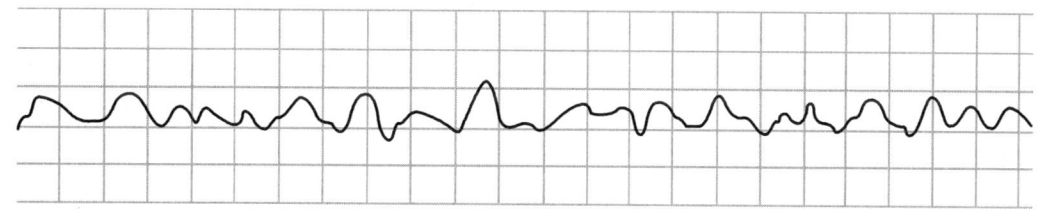

图 5-1　心室颤动

2. 心室静止　又称心室停搏，指心房、心室肌完全失去电活动能力，心房、心室均无收缩活动，呈静止状态。心电图表现为一条直线，无心室波（QRS波群消失），或偶见心房波（P波）。多在心搏骤停3～5 min时出现，复苏成功率较低。多见于麻醉、外科手术及缺氧、酸中毒、休克等。

3. 心电-机械分离（eletro mechanical dissociation，EMD）　又称无脉性电活动，是指心肌存在生物电活动，但无有效的心肌收缩，丧失排血功能。心电图表现为宽大畸形、振幅较低的QRS波群（图5-2），频率为20～30次/分钟。此型多为严重心肌损伤的后果，为死亡率极高的一种心电图表现。

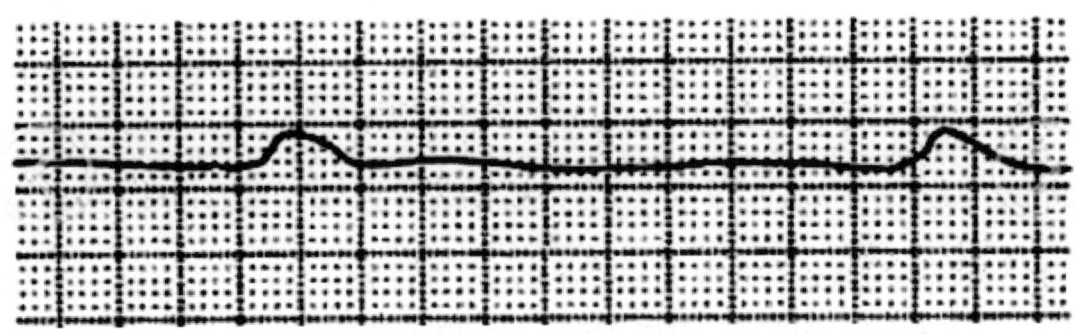

图 5-2 心电 – 机械分离

二、心肺脑复苏

心搏骤停患者的抢救，包括心、肺、脑复苏3个主要环节。心肺脑复苏（cardio pulmonary cerebral resuscitation，CPCR）是通过机械、生理和药理学方法使心搏和呼吸停止患者恢复生命体征的急救医疗措施。完整的 CPCR 包括基础生命支持（basic life support，BLS）、进一步生命支持（advanced life support，ALS）、持续生命支持（prolonged life support，PLS）三部分，心肺脑复苏的成功率与抢救是否及时、有效有关。如果能在 4 min 内进行复苏，复苏成功率为 60%，8 min 开始复苏者，复苏成功率为 20%，10 min 以上开始复苏，复苏成功率将为 0。因此将心搏骤停后前 4 min 称为"最宝贵的抢救时间"。

（一）基础生命支持

视频：
心肺复苏

基础生命支持又称初期复苏或现场急救，是指在患者发生心搏骤停的现场由最初目击者通过徒手操作，维持人体生命体征最基础的需要。其目的是迅速恢复呼吸和循环，维持重要脏器供血供氧，为进一步复苏争取有利时机。BLS 主要由胸外心脏按压（circulation，C）、开放气道（airway，A）、人工呼吸（breathing，B）和除颤（defibrillation，D）4 部分组成。《2018 美国心脏协会心肺复苏及心血管急救指南》及临床工作整合现场心肺复苏的操作流程如下。

1. 判断并启动应急反应系统

（1）评估环境：发现患者突然意识丧失，急救人员要首先确定现场环境有无威胁患者和急救人员安全的因素，如有应及时脱离危险，再实施急救，否则尽可能不移动患者，就地抢救。

（2）判断意识：通过"轻拍重喊"判断患者的反应，轻拍患者的双肩，凑近患者双耳边大声呼叫，观察患者有无反应判断意识。若患者有反应，慢慢睁开眼睛或出现肢体活动等，说明患者意识存在；若患者对刺激无反应，说明患者意识丧失。若为婴儿可通过掐捏四肢或足跟的疼痛刺激来观察婴儿有无反应。若大声啼哭，说明婴儿意识存在；若无反应，说明婴儿意识丧失。判断意识应在 10 s 以内完成。

（3）判定大动脉搏动：用示指、中指指腹触摸患者喉结，再向旁滑行 2～3 cm，胸锁乳突肌前缘的凹陷处，即可触摸颈动脉有无搏动，同时观察呼吸，如果在 10 s 内没有或无法检查出搏动，立即开始胸外心脏按压。

（4）启动 EMSS：若患者意识丧失同时伴有颈动脉搏动消失，即可判定为心搏骤停，立即实施 CPR。单人急救时，应先拨打"120"急救电话求助 EMSS，再实施 CPR。两人以上急救时，一人立刻开始 CPR，另一人拨打"120"急救电话求助 EMSS。

2. 复苏体位　立即使患者仰卧在坚实的平面或硬板上。如患者头向下，应在呼救的同时调整患者体位，应一手托住患者颈部，另一手扶着患者的肩部，沿其躯体纵轴整体地翻转到仰卧位。头、颈、躯干保持在同一轴线上，双手放在躯干两侧，身体无扭曲，松解衣领及裤带，暴露胸部。

3. 胸外心脏按压（circulation，C） 胸外心脏按压又称人工循环，是指通过按压推动血液在血管内流动，使携有新鲜氧气的血液从肺部血管流向心脏，再从心脏流经动脉到全身组织，以维持重要脏器的供血、供氧。

（1）按压部位：在胸骨中下 1/3 交界处即双乳头连线中点。

（2）按压方法：急救者站或跪于患者身旁，将一只手掌根部置于按压部位，另一手掌根部叠放其上，双手指紧扣，手指翘起，不得接触胸壁。按压时，身体前倾，肩、肘、腕于同一轴线上，与患者身体平面垂直，以髋关节为支点，利用上半身重量垂直向下按压，随后放松，使胸廓自行复位，但掌根不能离开胸壁，以确保按压位置准确。按压与放松的时间相等。

（3）按压深度：成年人胸廓下陷至少 5 cm 但不超过 6 cm，婴儿和儿童的按压幅度至少为胸部前后径的 1/3（婴幼儿大约为 4 cm，儿童大约为 5 cm）。

（4）按压频率：成年人 100~120 次/分。

（5）按压与呼吸比：成功的胸外心脏按压应同时配合人工呼吸，按压/通气比为 30∶2（儿童为 15∶2），每 5 组为一周期，时间大致 2 min。

（6）注意事项：①患者体位不正确，未躺在硬的平面上，按压不能产生足够的心排出量。②按压时肘部不能弯曲，双肩位于双手正上方，放松时手掌不离开胸骨的按压部位，以防按压部位不准确，影响按压效果。③按压力量不足，按压深度达不到标准；冲击式按压、猛压，导致肋骨骨折、气胸、血胸或内脏损伤等并发症。④按压期间应密切观察患者反应和面色，评价按压效果。

4. 开放气道（airway，A） 开放气道以保持呼吸道通畅，是进行人工呼吸的首要步骤。舌后坠和异物阻塞是造成气道梗阻的最常见原因。心搏骤停时，患者全身肌肉松弛，由于头颈部肌肉松弛，可发生舌根后坠，导致气道受阻，另外患者口腔有呕吐物或其他异物等也可造成呼吸道阻塞。因此在开放气道的同时应首先清理口腔，将患者头偏向一侧，用手指挖出患者口中异物或呕吐物，取下活动义齿。开放气道常用方法有仰头举颏法、仰头抬颈法、托下颌法。

（1）仰头举颏法：患者去枕平卧，施救者一手置于患者前额，手掌用力使头后仰，另一手的示指、中指置于患者颏部向上抬颏，使下颌角、耳垂连线与地面垂直（图 5-3）。应用此法时要注意：①避免压迫颏下软组织，以免压迫气道。②不能过度上举下颌，以免口腔闭合。③头部后仰的程度为下颌角、耳垂连线与地面垂直为宜。此法是临床最常用的方法，对于意识丧失，无颈椎损伤者，均可用此法。

（2）仰头抬颈法：患者去枕平卧，施救者一手从颈下托住颈部向上抬，另一手以小鱼际侧下按患者前额，使头后仰，气道开放（图 5-4）。颈部损伤或疑有颈部损伤者禁用该方法。

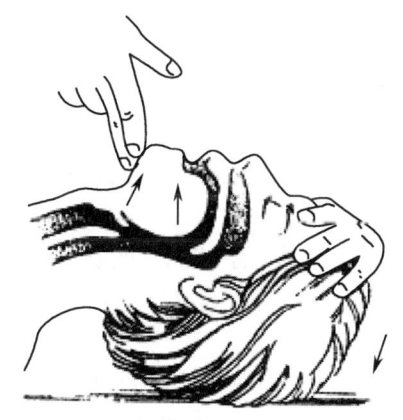

图 5-3 仰头举颏法

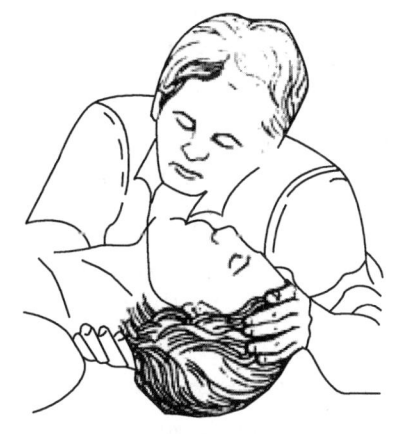

图 5-4 仰头抬颈法

（3）托下颌法：患者去枕平卧，施救者位于患者头侧，两肘支撑在患者所躺的地（平）面上，用双手托起患者两侧下颌角，将下颌角向前、向上托起，即可打开气道，同时两拇指可将下唇下拉，而使口腔通畅（图5-5）。此法适合昏迷或无自主呼吸并怀疑颈部有外伤者。

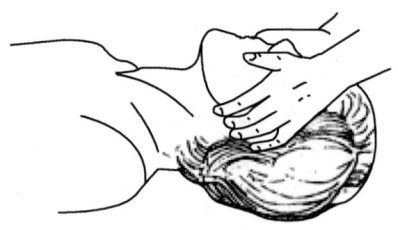

图 5-5　托下颌法

5. 人工呼吸（breathing，B）　人工呼吸是用人工手法或机械，借外力推动肺、膈肌或胸廓的活动，使气体被动进入或排出患者肺，以保证机体供氧和排出二氧化碳。正确实施人工呼吸，可使患者动脉血氧分压与二氧化碳分压接近正常低值。常用人工呼吸的方法有：口对口人工呼吸法、口对鼻人工呼吸法、口对口鼻人工呼吸法。

（1）口对口人工呼吸法：是人工呼吸中最简便、及时、有效的方法。在保持气道开放的同时，施救者一手置于患者前额并捏紧患者鼻孔，另一手抬起患者下颌使头后仰，然后吸一口气，用口唇包住患者口唇，再缓慢将气体吹入，吹气时间 1 s，同时观察患者胸廓起伏。每次吹气后即放松捏鼻的手指，同时将头转向患者胸部，观察患者胸部是否下降，并吸入新鲜空气。每次吹气量为 500～600 ml，吹气频率 10～12 次/分钟。

（2）口对鼻人工呼吸法：此法适用于口部外伤、张口困难等不能由口呼吸的患者。在保持气道开放的同时，施救者一手将患者前额后推，另一手将颌部上抬，使口唇闭拢，施救者吸一口气用口唇包住患者鼻孔吹气，吹气后放开患者口唇使气体呼出。其余操作与口对口人工呼吸相同。

（3）口对口鼻人工呼吸法：此法适用于婴幼儿。施救者用嘴将患儿的口鼻同时包住后吹气，吹气量以胸廓抬起为宜。其余操作均与口对口人工呼吸相同。

（4）注意事项：①人工呼吸前一定要清除口腔内异物，取出活动义齿，并用纱布或一次性人工呼吸膜盖在患者口鼻处，最好使用面罩或"S"形通气管，效果更好。②吹气不可太急、太多，胸廓隆起即可。吹气量过大可引起胃胀气。③如果患者牙关紧闭，行口对鼻人工呼吸时为克服鼻腔的阻力，吹气时用劲要大，时间要长。

6. 除颤（defibrillation）　心室颤动是心搏骤停最常见的心律失常，而终止心室颤动最有效的方法是除颤。除颤具体操作见相关章节。

7. 复苏有效和终止指标

（1）心肺复苏有效的表现：①患者出现自主呼吸。②可触及大动脉搏动。③面色及口唇由发绀转为红润。④瞳孔缩小、对光反射恢复。⑤收缩压在 60 mmHg 以上。⑥患者出现眼球运动、睫毛反射、肢体抽动或发出呻吟声。

（2）心肺复苏停止的指标：①心肺复苏成功。② CPR 抢救持续 1 h，无心电活动。③脑死亡。

（二）进一步生命支持

进一步生命支持（ALS）是在 BLS 的基础上，应用辅助设备及特殊技术，建立和维持有效通气和血液循环，继续进一步的生命救治。它是心搏骤停后 5～10 min 的第二个处理阶段，一般在医疗单位进行，包括：建立静脉输液通道、药物治疗、电除颤、心电监护、气管插管、机械呼吸等一系列维持和监测心肺功能的措施。

1. 明确诊断　尽可能迅速地进行心电监护和必要的血流动力学监测，明确引起心搏骤停的病因，及时采取相应的救治措施。

2. 控制气道

（1）口咽通气管和鼻咽通气管：口咽通气管主要用于意识丧失、无咳嗽和咽反射的患者。鼻咽通气管适用于有气道阻塞或因牙关紧闭、颌面部创伤不能应用于口咽通气管者。

（2）简易呼吸器：具有单向活瓣的呼吸囊。操作方法：施救者位于患者头部，一般以左手的中指、环指和小指托起患者下颌,拇指与示指将面罩罩于患者的口鼻(也叫 E-C 手法),右手按压球囊。按压球囊频率 8~10 次/分。

(3) 气管插管:是控制气道的最佳方式。它不仅能保持呼吸道通畅,还能防止误吸,便于清理分泌物,并可使用多种通气方式(简易人工呼吸器、麻醉机、呼吸机)以及气管内给药,因此有条件应尽早给患者进行气管插管。

(4) 环甲膜穿刺:遇有插管困难而严重窒息的患者,可用环甲膜穿刺针或 16 号粗针头刺入环甲膜,接上"T"形管输氧,可立即缓解严重缺氧情况,为下一步气管插管或气管切开赢得时间,为完全复苏奠定基础。

(5) 气管切开:需长期进行呼吸支持的患者,可切开气管前壁,插入气管套管,能保持较长期的呼吸道通畅,易于清除气道分泌物。

3. 机械通气 应用呼吸机加压给氧是最有效的供氧方法,可减少呼吸道无效腔,保证足够供氧,而且呼吸机参数易于控制。呼吸机供氧应根据患者全身情况、血气分析结果,选择合适的通气模式,调节呼吸机参数,减少通气并发症,达到最佳效果。

4. 循环支持

(1) 为提高复苏成功率,可使用心脏辅助循环泵进行循环支持。必要时可采取开胸心脏按压。

(2) 药物治疗:使用药物可以增加心肌与脑的灌注量;纠正酸中毒和电解质失衡,治疗心律失常。

1) 给药途径。①静脉给药:为首选的给药途径,常选择经肘静脉插管到中心静脉给药,效果可靠,作用迅速。②气管内给药:在无静脉通路的情况下,可通过气管内给药。给药剂量为静脉给药剂量的 1~2 倍,稀释于 10~20 ml 生理盐水中,注入气管导管。如果能通过干净的吸痰管等细导管将药物直接经吸痰管插入深部气管、支气管,则药物通过肺泡吸收更快。适于气管内给药的药物有肾上腺素、利多卡因、阿托品、安定、纳洛酮等。③心内注射:目前不主张使用。因心内注射需中断胸外心脏按压,并可能引起气胸、顽固性心律失常、损伤冠状动脉与心肌及发生心包压塞等。但在开胸心脏复苏时,直视下可安全有效地进行心内注射。

2) 常用药物。①肾上腺素:为心肺复苏的首选药物,可经静脉、气管内给药,应避免与碳酸氢钠、氯化钙在同一条静脉通路应用。目前常采用肾上腺素"标准"(SED)剂量(1 mg)静脉推注,每 3~5 min 可重复一次。②阿托品:阿托品为 M 受体拮抗剂,能降低心肌迷走神经张力,加速窦房结节律,加速房室传导。用法:心搏骤停时静脉注射阿托品 1 mg,3~5 min 后可重复给药一次。心动过缓或房室传导阻滞时静脉注射阿托品 0.5 mg,总剂量不超过 3 mg。③胺碘酮:抗心律失常药物,为心肺复苏指南的一线药物,常用于房性、室性心律失常。胺碘酮首次剂量为 150 mg,10 min 内静脉注射,然后按 0.5 mg/min 的速度持续静滴 6 h。必要时可重复给药 150 mg。④利多卡因:抗心律失常的常用药物,是室速、室颤的首选药物。首次剂量 50 mg 静脉注射,每 5~10 min 可重复给药,可重复 4 次或 800~1200 mg 加入 500 ml 液体中以 1~4 mg/min 速度静脉滴入,中毒量为每小时 300 mg。⑤碳酸氢钠:心搏骤停早期,不宜过早使用。用药前要保证呼吸功能正常,以免引起 CO_2 潴留和继发性呼吸性酸中毒。一般根据临床情况先滴入 5% 碳酸氢钠 100~200 ml,以后可根据动脉血气分析的测定结果给予补充。

(三)持续生命支持

持续生命支持(PLS),又称复苏后生命支持,此期重点是脑保护、脑复苏及复苏后疾病的防治,从而提高患者在复苏成功后的生活质量。

1. 脑复苏 脑复苏的目的是防治脑缺血缺氧、减轻脑水肿、保护脑细胞、恢复脑功能所采取的各种综合治疗措施。包括降低脑细胞的代谢,促进脑循环再流通,加强氧和能量的供给,纠正脑水肿和降低颅内压。心搏骤停时因缺血、缺氧,最易受损的是中枢神经系统。复苏成败与否，在很大程度上与中枢神经系统功能是否恢复密切相关。

（1）维持血压：心搏骤停后，脑血流的自主调节功能丧失，而依赖于脑灌注压，所以应维持血压在正常或稍高水平，以恢复脑循环和改善周身组织灌注，同时要注意防止血压过高而加重脑水肿，防止血压过低而加重脑及其他脏器组织的缺血缺氧。

（2）维持呼吸：脑缺氧是引起脑水肿和阻碍呼吸的主要因素，因此在继续进行有效的人工通气、监测动脉血气分析结果和促进自主呼吸的同时，应保持呼吸道通畅，保证充分供氧，以纠正低氧血症，降低二氧化碳分压，有利于减轻脑水肿和降低颅内压。

（3）高压氧的应用：高压氧可提高血液和组织的氧张力，增加脑组织中血氧弥散量及有效弥散距离，对脑细胞的供氧十分有利；另外高浓度氧对血管直接刺激，引起血管收缩、血流量减少，从而使颅内压降低，减轻脑水肿。

（4）低温治疗：为了保护大脑和其他脏器功能，对复苏后的患者应采取降温措施。降温可以降低脑耗氧量，从而降低脑代谢，减轻脑水肿，降低颅内压。

1）降温时间：循环停止后的最初 5 min 是产生脑细胞损害和脑水肿的关键性时刻。因此降温越早越好，争取在抢救开始后 5 min 内用冰帽降温。

2）降温深度：低温能减少脑组织的耗氧量。在第一个 24 h 内将肛温降至 33 ℃（亚低温），脑部温度降至约 28 ℃。

3）持续时间：低温疗法一般需要 2~3 天，降温持续至中枢神经系统皮质功能开始恢复，即以听觉恢复为指标，然后逐步停止降温，让体温自动缓慢升高，自下而上撤冰袋，每 24 h 将体温提升 1~2 ℃。

视频：
冰袋使用法

4）降温方法：①物理降温，以头部降温为主，患者可头部戴冰帽，并在腹股沟、腋窝等大血管处放置冰袋。②药物降温，应用冬眠药物进行冬眠疗法。物理降温必须和药物降温同时进行，才能达到降温目的。

（5）脑复苏药物的应用

1）冬眠药物：其目的是消除低温引起的寒战及解除低温时的血管痉挛，改善循环血流灌注和辅助物理降温。选用冬眠Ⅰ号（哌替啶 100 mg、异丙嗪 50 mg、氯丙嗪 50 mg）或Ⅴ号（哌替啶 100 mg、异丙嗪 50 mg、乙酰丙嗪 20 mg）分次肌内注射和静脉滴注。血压过高者应选用冬眠Ⅱ号（氯丙嗪 50 mg、异丙嗪 50 mg、氯化麦角碱 0.6 mg）。

视频：
冰帽使用法

2）脱水剂：利尿脱水是减轻脑水肿，降低颅内压的重要措施。常用 20% 甘露醇静脉推注或快速滴入，呋塞米 20 mg 静脉推注。怀疑颅内出血、脑血管瘤或畸形、肾功不全者慎用或不用甘露醇。

3）促进脑细胞代谢的药物：如 ATP、精氨酸、辅酶 A、细胞色素 C 等，配合使用，可促进脑细胞代谢。

4）肾上腺皮质激素：肾上腺皮质激素具有降低毛细血管通透性，维持血脑屏障完整性，清除自由基，稳定细胞膜的作用，从而减低颅内压，减轻脑水肿。应常规、早期、大剂量、短期应用。

5）其他药物：钙离子通道阻滞剂、巴比妥类药物、铁离子螯合剂、氧自由基清除剂等。

2. 维持循环功能　心搏恢复后，多伴有血压不稳定或低血压状态，复苏后必须严密监测循环功能。包括监测 ECG、动脉压、CVP 及尿量，根据情况对肺毛细血管楔压（PCWP）、心排血量（CO）、外周血管阻力、胶体渗透压等进行监测，并根据监测结果选择适当的治疗方案。

3. 维持呼吸功能　自主呼吸出现的早晚，常提示脑功能损害的程度，若长时间不恢复，应查明危及生命的潜在因素，给予相应的治疗措施，如解除脑水肿、改善脑供血等。机械通气时，应监测患者血氧饱和度、动脉血氧分压和呼气末二氧化碳分压等结果，根据结果选择合适的通气模式。无论机械通气或自主呼吸，均应维持 $PaCO_2$ 分压在 3.3~4.0 kPa

（25～30 mmHg），这样可降低颅内压、减轻脑水肿。当患者自主呼吸恢复，又符合停机指征时，应选择同步间歇指令通气，以逐步撤机。

4. **维持肾功能**　复苏后应留置尿管，监测每小时尿量、尿比重，定时监测尿生化以及血肌酐与尿素氮的变化，禁用对肾有损害的药物。已确诊肾衰竭时，应注意调整输液的量与电解质，早期采用腹膜透析或血液透析。

5. **防治消化道应激性溃疡和出血**　应激性溃疡、出血是复苏后消化道最常见的并发症。可给予胃管内抗酸药、静脉注射 H_2 受体拮抗剂如法莫替丁加以预防。如已发生应激性溃疡、出血，注意防治休克、补充血容量，还要常规应用止血药，并应排空胃内容物，用冰盐水洗胃后注入法莫替丁等抗酸药，必要时可用去甲肾上腺素 8 mg 溶于 100 ml 冰盐水中做胃内注射。严重时可考虑在内镜直视下止血或手术治疗。

6. **维持水、电解质和酸碱平衡**　复苏后应该根据生命体征、水的出入量、生化指标以及动脉血气分析结果调节输液量与体液的种类，维持水、电解质和酸碱平衡，防止感染，及时纠正酸中毒。已明确高血糖对脑有害，因此输液以平衡盐溶液为主，在出现低血糖时才给葡萄糖。

7. 加强基础护理，预防各种并发症。

（高亚维　曲　男）

第二节　心脏电复律术

> **案例 5-2**　李某，男，28 岁，建筑工人。在施工过程中不慎被电击后心搏骤停，紧急送入附近医院的急诊科。患者意识丧失，口唇青紫，听诊心音消失；心电图示 QRS 波群消失，呈形状各异、大小不等且不规则的波浪状曲线。
>
> **思考**：急诊科医护人员应如何进行救护？

心脏电复律是用除颤器产生高能脉冲电流通过胸壁或直接作用于心脏，消除各类快速心律失常，使心脏恢复为窦性心律的方法。在心室颤动时的电复律治疗也常被称为电除颤。临床上分为非同步电复律（又称为心脏电除颤）和同步电复律。

一、适应证与禁忌证

（一）适应证

1. **非同步电复律（电除颤）适应证**　心室颤动、心室扑动、无脉性室性心动过速。
2. **同步电复律适应证**　心率较快的心房扑动或心房颤动 1 年以上药物治疗无效、室上性心动过速药物治疗无效等。

（二）禁忌证

1. 缓慢型心律失常，包括病态窦房结综合征。
2. 洋地黄中毒引起的心律失常。
3. 严重水、电解质、酸碱平衡失调，尤其是低血钾与低血镁。
4. 伴有高度或完全性房室传导阻滞的房颤、房扑和房性心动过速。
5. 心房颤动合并明显心脏扩大。

> **知识链接**
>
> 　　非同步电复律（电除颤）：是指不启用同步触发装置，可以在任何时间放电，用于转复心室颤动。
>
> 　　同步电复律：同步触发装置能利用患者心电图中的 R 波来触发放电，使电流仅在心动周期的绝对不应期中发放，以避免在心室的易损期放电而诱发室颤，可用于转复心室颤动以外的各类异位性快速心律失常。

二、操作程序

（一）操作前准备

1. 评估患者　了解患者病情状况、评估患者意识、颈动脉搏动及心电图情况，确认患者需要立即进行电除颤，紧急情况下不用确认。

2. 操作者准备　衣帽整洁，戴口罩，摘下手表及身上金属饰品。向患者家属介绍电复律术的目的、过程及可能出现的不适感，以取得患者家属的配合。

3. 用物准备　电除颤仪、导电胶、生理盐水、纱布垫、心电监护仪、简易呼吸器、吸氧吸痰装置、抢救车等抢救物品。

视频：
除颤仪的使用

（二）操作步骤

1. 立即使患者去枕平卧于硬板床上，松开衣扣，暴露胸部，连接心电监护。去除患者身上的金属等导电物质。了解患者既往是否安装了起搏器。

2. 连接除颤仪的地线，接通电源。在两电极板上涂以适量导电胶。

3. 按同步或非同步键，选择除颤能量。同步一般选择 <100 J；非同步首次选择 200 J，失败后增加 100 J，但最大不超过 360 J。

4. 右侧电极板放在右锁骨中线胸骨右缘（心底部），左侧电极板放在左腋前线内第 5 肋间（心尖部），避开乳头，电极板与皮肤紧密接触，压力适当。

5. 按下"充电"按钮，听到充电完毕声音后，检查术者及他人确无身体接触后，双手同时按下放电键。

6. 除颤后立即给予心肺复苏，继续进行 5 个周期 CPR 后，对患者进行评估，立即通过心电监护仪观察患者是否转为窦性心律，检查皮肤是否有灼伤。如除颤未成功，可再次除颤。

7. 除颤完毕，关闭除颤仪，清洁电极板，整理用物，将除颤仪充电后备用。

三、注意事项

1. 除颤前要正确识别心电图类型，以选择正确的除颤方式。
2. 电极板放置位置要准确，略加压力，与患者皮肤紧密接触，且避开瘢痕和伤口。
3. 电击时任何人不能接触患者及病床，以免触电。
4. 除颤过程中及除颤成功后，均须严密监测并记录心律（心率）、呼吸、血压和神志等病情变化。

（全　胜）

第三节 人工气道的建立

> **案例 5-3**
> 患儿，女，5岁，周末家庭聚会进食花生米时突发呼吸困难及喉鸣，烦躁不安，面色苍白，口唇及指、趾发绀。患儿吸气时胸骨上窝、锁骨上窝及肋间隙凹陷明显。
> **思考：** 该患儿发生了什么？如何进行现场的急救？

一、气管内插管术

气管内插管术是将特制的导管经口腔或鼻腔插入到气管内，以建立稳定通畅的气道通气，是急救措施的首要步骤。气管内插管术有利于清除呼吸道分泌物，保持气管通畅，减少气道阻力，保证有效通气，为有效给氧、加压人工呼吸及气管内给药等提供条件，是抢救急危重症患者和施行全身麻醉中建立人工气道的重要方法之一。气管内插管术根据插管途径可分为经口腔插管和经鼻腔插管；根据插管时是否用喉镜暴露声门，分为明视插管和盲探插管。经口腔明视插管术是临床应用最广泛的一种气管插管方法。

视频：
经鼻/口腔呼吸痰法

（一）适应证

1. 窒息或心搏呼吸骤停进行心肺复苏者。
2. 呼吸衰竭、呼吸肌麻痹或呼吸抑制需机械通气者。
3. 呼吸道内分泌物多而黏稠不能自行咳出需气管内吸引者。
4. 某些原因导致上呼吸道损伤、狭窄、气管食管瘘等，需要建立人工气道者。
5. 各种全身麻醉或静脉复合麻醉手术者。

（二）禁忌证

1. 喉头严重水肿、血肿、急性炎症、肿瘤、灼伤或有异物存留者。
2. 胸主动脉瘤压迫气管者。
3. 严重凝血功能障碍者。
4. 颈椎骨折、脱位者。
5. 鼻息肉、鼻咽部血管瘤，不宜行经鼻气管插管者。

（三）术前准备

1. 用物准备

（1）喉镜：有成人、儿童、幼儿3种规格。由喉镜柄和喉镜片组成。喉镜片有直、弯两种类型，一般多用弯型镜片，在暴露声门时不必挑起会厌，能减少对迷走神经的刺激。

（2）气管导管：气管导管生产材料有橡胶、塑料、聚硅酮等，其长度及粗细要根据具体情况选择。经口插管时，成年男性一般选用F7.5～8.0号，女性用F7.0～7.5号，经鼻腔插管时应相对小F1～2号；14岁以下儿童选择F4.0号；紧急情况下无论男女均选用F7.5号。

（3）导管管芯：由富有可塑性的金属制成。长度适当，以插入导管后其远端距离导管开口0.5～1 cm为宜。

（4）其他：牙垫、喷雾器（内装1%丁卡因或其他局麻药）、10 mL注射器及注射针头、血管钳、胶布、水溶性润滑剂、舌钳、开口器、听诊器、吸引器、吸痰管、人工呼吸机或简易呼吸器等。

2. 患者准备　插管前先向清醒患者解释插管的目的和注意事项，争取患者的配合，必要时应用镇静剂或肌松剂；检查鼻腔有无阻塞狭窄，口腔有无畸形阻塞，取下活动义齿。清理口腔及呼吸道内的分泌物。

（四）操作方法

1. 经口明视插管术

（1）患者体位：患者仰卧，头向后仰，使口咽、气管基本保持在一条轴线上，可垫高患者的肩背部 10 cm，使头尽量后仰以利于喉头的充分暴露。

（2）操作者位置：操作者站于患者头侧，右手拇指推开患者下唇及下颌，同时示指、中指抵住上门齿，使嘴张开；若患者昏迷或牙关紧闭而难以手法张口者，可用开口器协助。

（3）置入喉镜：左手持喉镜沿患者右侧口角置入镜片，使带照明的喉镜呈直角倾向喉头，柄偏右，顺右侧舌缘插入。镜片抵咽喉部后，使右偏镜柄转至正中位，并轻轻将喉镜向左靠，使舌偏左，此时可见到悬雍垂（此为暴露声门的第一标志），然后顺舌背将喉镜片稍作深入至舌根，稍稍上提喉镜，即可看到会厌软骨（此为暴露声门的第二标志）。看到会厌边缘后，如用弯形喉镜片，可继续稍作深入，使喉镜片前端置于会厌与舌根交汇处，然后上提喉镜即可看到声门。

（4）插入气管导管：暴露声门后，右手持润滑过的气管导管，将其前端对准声门，在声门开大时（患者吸气末），轻轻将导管插入。导管插过声门 1 cm 左右，迅速拔除导管芯，将导管继续旋转深入气管，成人约 4 cm，小儿约 2 cm。

（5）确认导管位置：插管完成后，放入牙垫，退出镜片，检查导管位置是否正确。检查方法：用简易呼吸器连接气管导管进行挤压，观察胸廓有无起伏，用听诊器听双肺呼吸音，注意是否对称。若呼吸音对称，提示位置适当；若不对称，说明插管过深，应拔出导管少许，直至两侧呼吸音对称；若未闻及呼吸音，提示导管误入食管，应退出重插。导管适宜的深度：自门齿起计算，男性 22～24 cm，女性 20～24 cm。

（6）固定导管：确定气管导管已准确插入气管后，用注射器向气管导管气囊内注入适量空气（一般注 8～10 mL），用长胶布妥善固定导管和牙垫。

（7）连接呼吸机或简易呼吸器进行呼吸支持。

2. 经鼻插管术　经鼻插管术适用于患者口腔损伤、张口困难、颅底骨折、下颌活动受限或头部不能后仰等情况。经鼻插管患者易于耐受，尤其适用于需长时间留置气管导管予以呼吸支持者。但操作费时，不易成功，所用气管导管较细而增加气道阻力，同时也不利于呼吸道分泌物的清除，因而临床较少使用。

（五）护理要点

1. 严密监测患者的生命体征、神志、脉搏氧饱和度。
2. 气管导管要固定牢固并保持清洁。要随时观察固定情况和导管外露的长度。
3. 保持导管通畅防止扭曲。定时翻身、拍背、气道湿化，及时吸出气道分泌物，严格执行无菌操作。每次吸痰前滴注气道适量的生理盐水 5～10 mL，每日 200～400 mL。
4. 保持口、鼻腔清洁。可用过氧化氢液加生理盐水冲洗口腔，去除口腔异味，减少溃疡发生。以湿棉签擦洗鼻腔、湿润鼻黏膜，保持清洁。
5. 拔管前指导患者进行有效的咳嗽训练，拔管后应密切观察病情变化，注意观察患者呼吸的频率、节律及深浅度，保持呼吸道通畅。

二、气管切开术

气管切开术是切开颈段气管前壁，放入金属气管套管，建立人工气道进行呼吸的一种手术。可迅速解除或防止呼吸道梗阻，减少呼吸道无效腔，维持有效通气。

（一）适应证

1. 迅速解除呼吸道梗阻者。
2. 有气管异物者。
3. 需长时间应用呼吸机辅助呼吸者。
4. 预防性气管切开　如某些口腔、鼻咽、颌面、咽、喉部大手术，为了便于麻醉管理和防止误吸，可施行预防性气管切开。

（二）禁忌证

1. 严重出血性疾病患者。
2. 气管切开部位以下病变引起的呼吸道梗阻。

（三）术前准备

1. 用物准备　气管切开包一套，无菌手套，皮肤消毒用品，局麻药，吸痰管，吸引器，气管套管，呼吸机等。
2. 患者准备　对意识清醒的患者说明手术的目的和必要性，给予足够的心理支持，取得患者的理解。

（四）操作方法

1. 患者体位　患者取仰卧位，垫肩，头后仰，保持正中位。如呼吸困难严重不能仰卧位，可取半卧位。小儿要注意固定头部。常规消毒，铺无菌巾。
2. 麻醉　沿颈前正中上自甲状软骨下缘下至胸骨上窝，用局麻药浸润麻醉。
3. 切口　多采用直切口，自甲状软骨下缘至胸骨上窝处，沿颈前正中线做 3～5 cm 长的切口，逐层暴露气管（图5-6）。切开第 3～4 或第 4～5 气管软骨环，撑开气管切口，吸出气管内分泌物及血液。

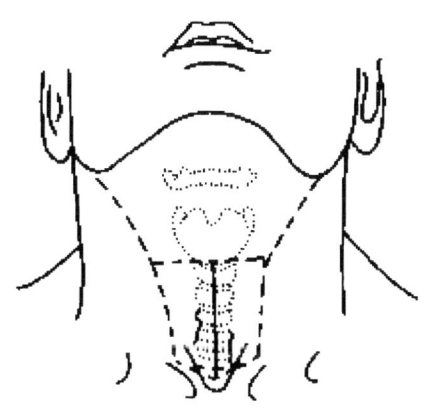

图5-6　气管切开术部位

4. 插入气管套管　以弯钳或气管切口扩张器，撑开气管切口，插入大小适合、带有管芯的气管套管，插入外管后，立即取出管芯，放入内管，吸净分泌物，并检查有无出血。
5. 创口处理　气管套管上的带子系于颈部，打成死结以牢固固定。最后用一块开口纱布垫于伤口与套管之间。

（五）护理要点

1. 病室环境　保持病室的安静、清洁、空气新鲜，室温保持在 21 ℃ 左右，湿度保持在 60% 左右，气管套管口覆盖 2～4 层无菌盐水纱布，室内经常洒水，或应用加湿器，定时以紫外线消毒室内空气。
2. 气管套管要固定牢固　松紧以能伸进一指为宜，过紧影响血液循环，过松套管容易脱出。
3. 保持套管内管清洁通畅　根据分泌物多少定期冲洗、消毒内套管。内套管每日清洁消毒不少于 4 次，防止分泌物干结阻塞内套管。内套管取出时间不可超过 30 min，以免外套管管腔因分泌物干稠结痂而堵塞。充分湿化气道，及时清除气道中的分泌物。吸痰时注意无菌操作，防止感染发生。
4. 预防切口感染　保持气管切口处周围皮肤清洁干燥，及时更换敷料。注意观察伤口有无红肿、分泌物增多、分泌物颜色等感染征象。
5. 及时处理套管阻塞或脱出　气管切开后患者再次发生呼吸困难，应考虑：①套管内管阻塞：立即拔出套管内管，清洁后再放入；②套管外管阻塞：拔出内管，滴入抗生素药液，吸出管内分泌物；③套管脱出：立即重新插入。
6. 密切观察有无出血、皮下气肿、气胸、感染等并发症的发生。

7. 拔管护理　拔管前须先堵管，然后再拔管。先将气管切开套管堵塞1/2，观察24～48 h，若患者呼吸正常且自行排痰可将气管切开套管全部堵塞，继续观察48 h，如无不适可考虑拔除气管切开套管。拔管后1～2天，注意观察呼吸情况。

三、环甲膜穿刺术

环甲膜穿刺术是在紧急情况下的气道开放技术。其目的是通过穿刺环甲膜，建立起一个临时的新的呼吸通道，以紧急缓解患者的窒息、缺氧、呼吸窘迫等状况。它是院前保证呼吸气道通畅的简便实用的急救技术，只有在非常紧急的情况下才实施，为后续的救治赢得宝贵时间。

（一）适应证
1. 急性上呼吸道完全或不完全阻塞，来不及或无条件实施气管切开者。
2. 牙关紧闭，经鼻气管插管失败者。
3. 喉头水肿及颈部或面颌部外伤所致气道阻塞需立即通气急救者。
4. 气管插管有禁忌证或病情紧急需快速开放气道者。

（二）禁忌证
1. 有出血倾向者。
2. 已明确呼吸道梗阻发生在环甲膜水平以下者。

（三）术前准备
1. 用物准备　环甲膜穿刺针或用于通气的粗针头，无菌注射器，1%丁卡因，供氧装置。
2. 患者准备　向患者说明施行环甲膜穿刺术的目的，消除不必要的顾虑。

（四）操作方法
1. 患者体位　患者取去枕平卧或斜坡卧位，肩部垫一小枕，头尽量后仰。
2. 确定穿刺部位　以甲状软骨和环状软骨之间正中处凹陷位上的环甲间韧带作为穿刺部位。
3. 局部消毒、麻醉　常规消毒，1%丁卡因局部麻醉。
4. 穿刺　术者消毒左手示指和中指，并用二指固定环甲膜两侧，右手持环甲膜穿刺针从环甲膜处垂直刺入，当针头刺入气道时，即可感到有落空感将针芯取出，穿刺针管口有空气排出，患者可出现咳嗽反射。
5. 供氧　连接呼吸装置，持续给氧。
6. 整理用物，做好记录。

（五）护理要点
1. 穿刺针不要进针太深，避免损伤咽喉壁。
2. 穿刺完成后，必须回抽空气，确认针头在喉腔内。
3. 注意观察穿刺部位，如有明显出血应及时止血，以防血液流入气管内造成窒息。
4. 密切观察患者的生命体征，特别是呼吸频率及缺氧情况的改善。
5. 环甲膜穿刺术仅仅是呼吸复苏的一种急救措施，但穿刺针留置时间不宜太长，一般不超过24 h。有条件时尽早行气管切开。

四、呼吸机的使用

呼吸机是利用机械动力将气体送入人体肺内，以改善肺通气和肺换气，防止缺氧和二氧化碳潴留，有效治疗呼吸衰竭和抢救呼吸停止患者的通气装置。借助呼吸机建立气道口与肺泡间的压力差，给予呼吸功能不全的患者以呼吸支持，即利用机械装置来代替、控制和改变自主运动的治疗措施，称为机械通气。

（一）适应证
1. 任何通气、换气功能障碍患者　各种原因引起的急性缺氧和CO_2气体交换障碍导致的呼吸停止或通气不足。如急性呼吸衰竭、慢性呼吸衰竭急性加重、急性呼吸窘迫综合征（ARDS）、中枢性呼吸衰竭、周围性呼吸衰竭、严重胸部创伤等。

2. 预防性通气治疗　手术麻醉的苏醒、重大的外科手术后、小儿心胸外科等，为预防术中术后呼吸功能紊乱，进行通气支持。

3. 其他　呼吸功能不全者需进行纤维支气管镜检查；颈部和气管手术者，通常采用高频通气支持。

（二）禁忌证

呼吸机使用无绝对的禁忌证，但张力性气胸、未经引流的气胸及肺大疱情况下使用呼吸机，可能会使疾病加重。在出现致命性通气或氧合障碍时，应积极处理原发病，同时也应不失时机地应用呼吸机管路及治疗。

（三）操作方法

1. 操作前准备

（1）评估患者：评估患者的年龄、体重、病情、意识、是否有呼吸功能不全及发病的相关因素；是否建立了人工通气道（气管插管或气管切开）；有无紧张、焦虑和恐惧等心理反应；清醒的患者对使用呼吸机的相关知识的了解情况。

（2）操作者准备：操作者要衣帽整洁，洗手，戴口罩。熟悉各种呼吸机的原理和操作方法。

（3）患者准备：患者及家属了解使用呼吸机的目的、方法、注意事项、并发症及配合要点，并签署知情同意书，愿意接受和配合。

（4）用物准备：呼吸机及其管道、湿化器、无菌蒸馏水、完整的供氧设备、吸痰装置和用物，多功能监护仪、管道固定夹、模拟肺、电插板和抢救药物等。

（5）环境准备：环境要整洁、安静，空气清新，湿度和温度适宜。

2. 操作步骤

（1）呼吸机准备：连接呼吸机管道和模拟肺，连接电源和氧气装置。

（2）开机自检：接通电源，打开呼吸机和加温湿化器开关，待呼吸机自检，确认呼吸机正常运作。加温湿化器通电加温 5 min 后方可给患者使用，温度一般设置为 32 ~ 36 ℃。

（3）正确选择通气模式：根据患者需要在呼吸机面板上选择通气模式。

（4）通气参数选择与调节：根据患者情况设定各参数（表 5-1）。

表 5-1　呼吸机主要参数的设置

项目	数值
呼吸频率（R）	10 ~ 16 次/分钟
每分通气量（VE）	8 ~ 10 L/min
潮气量（Vr）	10 ~ 15 mL/kg（通常在 600 ~ 800 mL）
吸呼比（I/E）	1 :（1.5 ~ 2.0）
呼气末正压（PEEP）	0.49 ~ 0.98 kPa
吸氧浓度（FiO_2）	30% ~ 40%（一般应 <60%）

（5）设置报警界限和气道安全阀：按照呼吸机的报警参数，参照说明书，并根据患者情况进行调整。气道安全阀或压力限制一般设置在维持正压通气峰压上 5 ~ 10 cmH_2O。

（6）连接人工气道：待模拟肺充气正常，再次确认管道连接正确，仪器无漏气无报警后，协助患者取舒适体位，取下模拟肺，连接患者的人工气道。

（7）观察通气效果：密切观察患者呼吸改善的情况，通气量合适时患者两侧胸壁运动对称，听诊两肺呼吸音清晰、一致。生命体征平稳，呼吸机与患者呼吸一致，提示机器工作正常。

（8）用物处理与健康指导：洗手，整理床单位，物品归还原处。向患者及家属交代呼吸机使用过程中的要求和注意事项。

（9）观察和记录：严密监测生命体征、皮肤颜色和血气分析结果，并做好记录，登记呼吸机开始使用的时间、有关呼吸模式及参数设置情况。

（四）注意事项

1. 严密监测病情　观察患者原发病、生命体征、皮肤颜色、胸廓起伏和缺氧的改善等情况。使用呼吸机30 min后做动脉血气分析。根据动脉血气分析的监测结果，随时调整呼吸机各种参数。重视报警信号并及时处理，保持呼吸道通畅。

2. 预防院内感染　按医院感染管理规范，进行有效的洗手，是防止呼吸机相关性肺炎（VAP）最重要和最简便易行的措施。氧气面罩和一次性雾化吸入面罩专人专用。加强患者营养，做好生活护理，特别是口腔和皮肤护理。

3. 加强安全管理　使用呼吸机期间，患者床旁备有简易呼吸囊、吸痰和供氧装置，若患者严重缺氧，应立即寻找原因（套管口是否紧贴气管壁等）并及时处理。应锁住呼吸机可移动的轮子，防止滑动；保持机器与患者之间有一定的距离，防止患者触摸或调解旋钮。呼吸机管道应妥善固定，避免过分牵拉。在协助患者进行翻身、拍背时，应调节呼吸机支架，预留出一定空间。

（五）呼吸机的撤离

1. 撤机指征　①导致呼吸衰竭的原发病因已去除，患者自主呼吸能力强，咳嗽反射良好；② $FiO_2<40\%$；③血气分析正常。

2. 方法　根据不同病情选用适当的撤机方法。

（1）直接撤机：适用于原心肺功能好，支持时间短的患者；患者自主呼吸良好，且不耐受气管插管，直接撤离呼吸机，让其自主呼吸。测量潮气量 >5 mL/kg，RR> 10次/分，MV>0.1 L/kg，咳嗽反射恢复，可拔除气管导管。必要时经面罩或鼻导管吸氧。

（2）呼吸机过渡：可用SIMV、PSV、MMV、VS等模式过渡。

（3）间接撤机：如射流给氧、"T"型管给氧等，注意监测SpO_2，逐渐延长脱机时间，宜在白天进行。

3. 停机后监护　密切观察患者的呼吸情况，一旦出现以下变化，应立即行二次插管机械辅助通气：①烦躁不安、发绀、呼吸频率明显加快，出现三凹征、鼻翼扇动等呼吸困难表现。②心脏手术后患者出现低心排量。③拔管后喉头水肿或痉挛导致通气困难；④心率增快或减慢，血压下降或突然出现心律失常。⑤ $PaO_2 \leq 8$ kPa（60 mmHg），$PaCO_2 \geq 6.7$ kPa（50 mmHg）。停机后，患者由于长时间的气管内刺激，常有咳嗽、痰液黏稠，应加强呼吸道湿化，鼓励患者咳痰。疑有喉头水肿者可适当用地塞米松喷喉或静脉滴注。

（全　胜）

第四节　创伤急救技术

案例 5-4　患者，男，28岁。因车祸倒地，诉说腹部及左腿疼痛，可见小腿前侧有一处约10 cm伤口，出血不止，骨端外露。

思考： 如果你在现场，对该患者如何进行现场急救？

创伤是指机械性致伤因素作用于人体所造成的组织结构完整性的破坏或功能障碍。严重创伤不仅有局部损伤，还可能导致致命性大出血、休克、窒息及意识障碍。止血、包扎、固定和搬运技术是现场创伤急救的基本技术，及时、正确、有效地应用这些技术，对挽救患者生命、防止病情恶化、减少患者痛苦以及预防并发症等方面具有重要意义。

一、止血

止血是创伤急救技术之首。及时有效的止血措施，对于外伤大出血的急危重症患者极为重要，直接关系到患者的病情转归。正常成人的血液占人体体重的7%～8%，当失血量达到总血量的20%时，伤员出现精神紧张，面色苍白，出冷汗，四肢湿冷，呼吸浅快，心慌气短等症状。当出血量达到总血量的40%时，伤员出现意识淡漠甚至昏迷、肢端青紫、呼吸衰竭、脉搏细弱、血压测不出、少尿或无尿，如不及时进行有效救护可危及生命。

> **知识链接**
>
> **出血分类及特点**
>
> 外伤出血按出血部位分为内出血和外出血两类。内出血主要在医院抢救，而外出血是现场抢救的重点。按损伤血管分为，①动脉出血：鲜红色，呈喷射状，压力高、血流速度快。②静脉出血：暗红色，血液持续缓慢不断涌出，出血量逐渐增大。③毛细血管出血：鲜红色，呈渗出性，出血量少，可自行凝固止血。

止血方法有加压包扎止血法、指压迫止血法、止血带止血法、填塞止血法。毛细血管出血和静脉出血一般选用加压包扎止血法（一般伤口出血）；中等或较大动脉出血紧急时可先选用指压迫止血法（头部、四肢某些部位出血），后改用止血带止血或其他方法止血；填塞止血法适用于肌肉、腋窝等处较大而深的伤口出血。

（一）加压包扎止血法

适用于四肢、头部、躯干等体表血管损伤时的止血。先用无菌纱布或洁净敷料覆盖伤口，再用三角巾或者绷带适当加压包扎，力量以能止血而肢体远端仍有血液循环为度。较深大的出血伤口，可先用敷料填充，再用绷带加压包扎。

（二）指压迫止血法

适用于头部和四肢中等或较大的动脉出血的临时止血，是止血短暂应急措施。其方法为用手指用力压迫出血部位的近心端动脉，将动脉压向深部的骨面，从而阻断血液流通，达到临时止血的目的。

1. 头顶部出血　在伤侧耳前，一只手拇指对准耳屏前方颧弓根部的搏动点（颞浅动脉），将动脉压向颞骨，另一只手固定伤员头部（图5-7）。

2. 颜面部出血　用一只手拇指、示指分别压迫双侧下颌骨下缘、咬肌前缘的搏动点（面动脉），将动脉压向下颌骨（图5-8）。

3. 头后部出血　用一只手的拇指压迫伤侧耳后乳突下稍后方的搏动点（枕动脉），将动脉压向乳突，另一只手固定伤员头部（图5-9）。

4. 颈部、头皮部出血　用一只手拇指或其他四指压迫同侧气管外侧与胸锁乳突肌前缘中点之间的搏动点（颈总动脉），用力向后将动脉压向第5颈椎横突上（图5-10）。禁止同时压迫两侧的颈总动脉，以免引起脑缺氧。

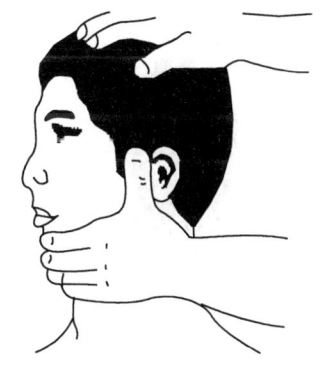

图5-7　颞浅动脉止血

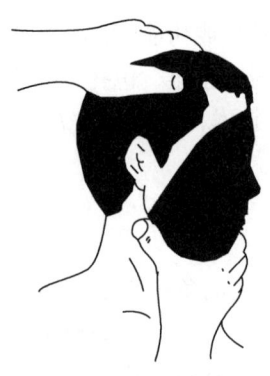
图 5-8　面动脉止血

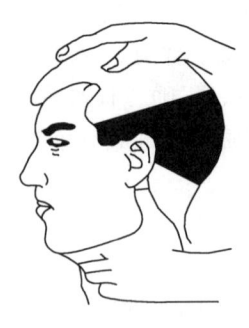
图 5-9　枕动脉止血

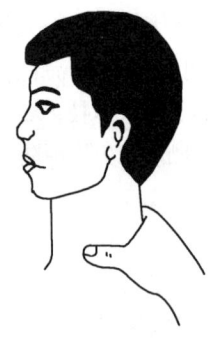
图 5-10　颈总动脉止血

5. 肩部、腋窝、上臂出血　压迫同侧锁骨上窝中部的搏动点（锁骨下动脉），将动脉压向第一肋骨（图 5-11）。

6. 前臂出血　用拇指压迫伤侧肘窝肱二头肌腱内侧的搏动点（肱动脉），将动脉向外压向肱骨干（图 5-12）。

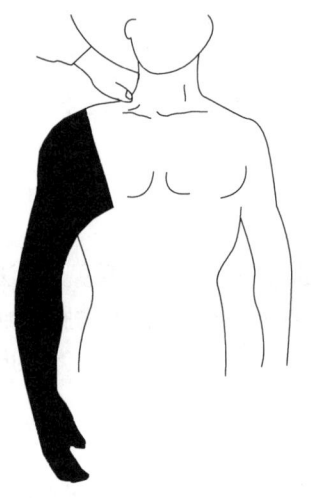
图 5-11　锁骨下动脉止血

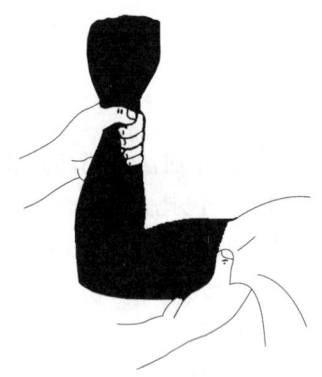
图 5-12　肱动脉止血

7. 手掌、手背出血　救护者用双手拇指或患者用自己健侧手的拇指、示指分别压迫伤侧手腕内外侧的搏动点（尺、桡动脉），将动脉分别压向尺骨和桡骨（图 5-13）。

8. 大腿出血　用双手拇指重叠向后用力压迫腹股沟中点稍下方的搏动点（股动脉），将动脉压向耻骨上支（图 5-14）。

9. 小腿出血　在腘窝中部压迫腘动脉。

10. 足部出血　用双手拇指或示指压迫足背中部靠近脚踝处的搏动点（胫前动脉）和足跟与内踝之间的搏动点（胫后动脉）（图 5-15）。

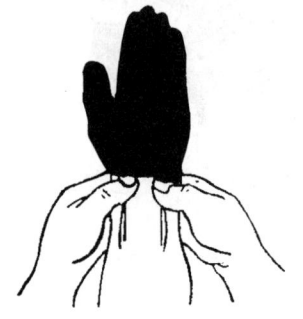
图 5-13　尺、桡动脉止血

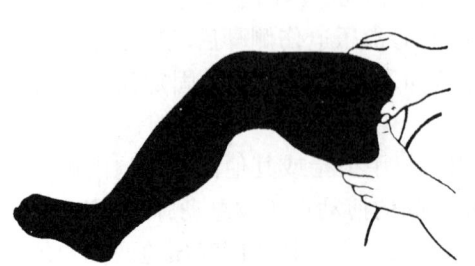
图 5-14　股动脉止血

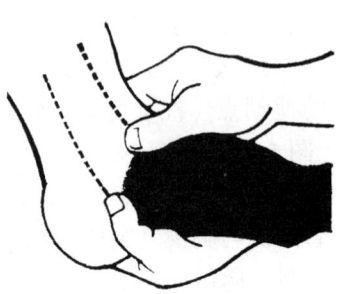
图 5-15　胫前、后动脉止血

（三）止血带止血法

适用于四肢大动脉出血，或者采用加压包扎后仍不能控制的大出血。该法使用不当会造成更严重的出血或肢体缺血坏死。

1. 橡皮止血带止血法　在出血肢体伤口的近心端，先用棉垫、绷带或布块等作为衬垫，选一条长 1 m 的橡皮管，以左手的拇指、示指、中指持止血带的头端，两手将止血带中段适当拉长，绕肢体一圈后压住头端，再绕肢体两圈，用左手示指、中指夹住尾端后将尾端从止血带下牵出，使之成为一活结（图 5-16）。

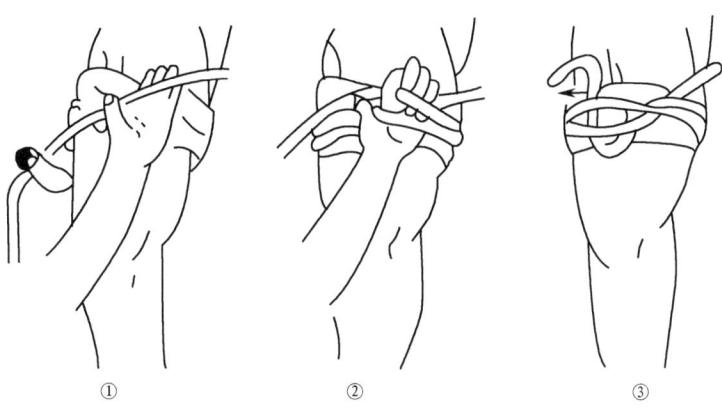

图 5-16　橡皮止血带止血法

2. 充气压力止血带止血法　常用血压计袖带，在出血部位近端绑扎，均匀施压。

3. 绞紧止血法　用三角巾叠成带状或布条、手帕等绕肢体一圈，打一活结，取一小木棒、笔杆、筷子等做绞棒，穿进活结下，绞紧，再将小木棒一端插入活结套内，拉紧固定木棒即可（图 5-17）。

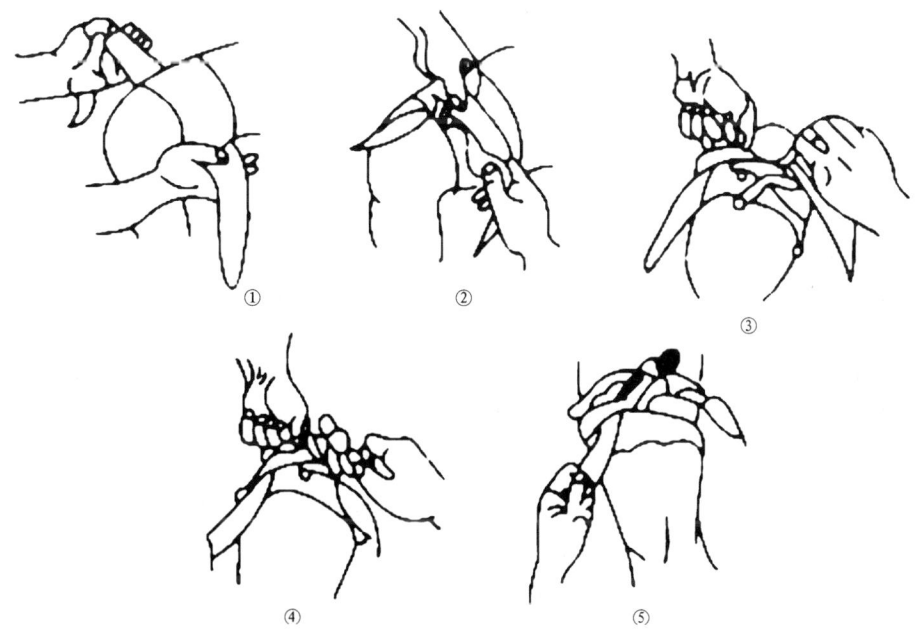

图 5-17　绞紧止血法

4. 注意事项

（1）部位要准确：止血带应扎在伤口的近心端，尽量靠近伤口。上肢出血止血带扎在上臂的中上 1/3 处，因上臂中下 1/3 处有神经紧贴骨面，不宜扎止血带。下肢出血止血带应扎在股骨中下 1/3 处。

（2）衬垫要垫平：止血带不能直接扎在皮肤上，应用毛巾或其他布片、棉絮等平整地垫好，避免止血带勒伤皮肤。紧急时可将裤脚或袖口卷起，止血带扎在其上。

（3）压力要适当：以不能摸到远端动脉搏动或出血停止为宜。过紧易损伤神经或导致肢体远端缺血坏死，过松则不能达到止血的目的。使用充气性止血带止血时，以上肢压力不超过300 mmHg，下肢压力不超过500 mmHg为宜。

（4）时间要缩短：止血带使用时间一般不超过5 h。结扎时间过久，可引起肢体缺血坏死。一般每隔1 h（上肢或下肢）放松2～3 min，放松时应用指压迫法暂时止血。

（5）标记要明显：上止血带的伤员要在手腕或胸前皮肤上做明显的标记，注明上止血带的时间。

（四）屈肢加垫止血法

适用于肘或膝关节以下的肢体出血，且无关节损伤时使用。其方法是在肘窝或腘窝处加垫子（纱布卷或棉垫卷等），屈曲肘或膝关节，再用绷带或三角巾等将屈肢缠紧，以达到压迫止血的目的。此法对伤员痛苦大，不宜首选。疑有骨折者禁用。

二、包扎

包扎是外伤急救常用的方法，主要用于创伤后有伤口的患者，具有保护伤口、减少污染、固定敷料、压迫止血、促进伤口早期愈合的作用。

（一）包扎材料

常用的包扎材料有创可贴、尼龙网套、三角巾、弹力绷带、纱布绷带、胶条等。紧急情况下也可用干净的毛巾、衣服、被单等代替。

（二）常用包扎方法

1. 绷带包扎法

（1）环形包扎法：是最基本、最常用的绷带包扎法。适用于绷带包扎开始与结束时固定带端及颈、胸、腹、手腕、踝部等周径相近部位的小伤口。操作时将绷带做环形重叠缠绕，包扎完毕将带尾中间剪开分成两头，避开伤区打结固定（图5-18a）。

（2）蛇形包扎法：多用于绷带长度不足时对敷料与夹板的简单固定。先将绷带按环形法缠绕数圈，然后按绷带之宽度作间隔斜形上缠，各周互不遮盖（图5-18b）。

（3）螺旋包扎法：适用于包扎躯干、四肢等周径基本相同的部位。将绷带从伤口远心端开始做环形重叠缠绕两圈，然后后一圈圈住前一圈绷带的1/3～1/2，伤口包扎完毕，绷带环形重叠缠绕两周后，将带尾中间剪开分成两头，打结固定（图5-18c）。

（4）螺旋反折包扎法：适用于周径不等部位，如前臂、小腿等处。先将绷带从伤口远心端开始做环形重叠缠绕两圈，螺旋法的基础上每圈反折一次，反折时，以左手拇指按住绷带上面的正中处，右手将绷带向下反折，向后绕并拉紧，每次反折点需对齐，并遮盖前一圈的1/3～1/2，最后以环形包扎两周后固定，注意不要在伤口处反折（图5-18d）。

（5）"8"字形包扎法：适用于关节、手掌、手背部位伤口的包扎。先将绷带从伤口远心端开始做环形重叠缠绕两圈，然后后一圈圈住前一圈绷带的1/3～1/2的同时按"8"字走行缠绕，最后以环形包扎两周后固定（图5-18e）。

（6）回返形包扎法：适用于残端或头部的伤口。将绷带先环形重叠缠绕两圈，然后从中间开始，前后来回反折，后一圈圈住前一圈绷带的1/3～1/2，伤口包扎完毕，环形缠绕两周后打结固定（图5-18f）。

2. 三角巾包扎法　三角巾制作简单，使用方便，容易掌握，包扎部位广。三角巾不仅是较好的包扎材料，还可作为固定夹板、敷料和代替止血带使用。使用三角巾，两底角打结时应为外科结，比较牢固，解除时可将其一侧边和其底角拉直，即可迅速地解开。三角巾规格及各种用法见图5-19。

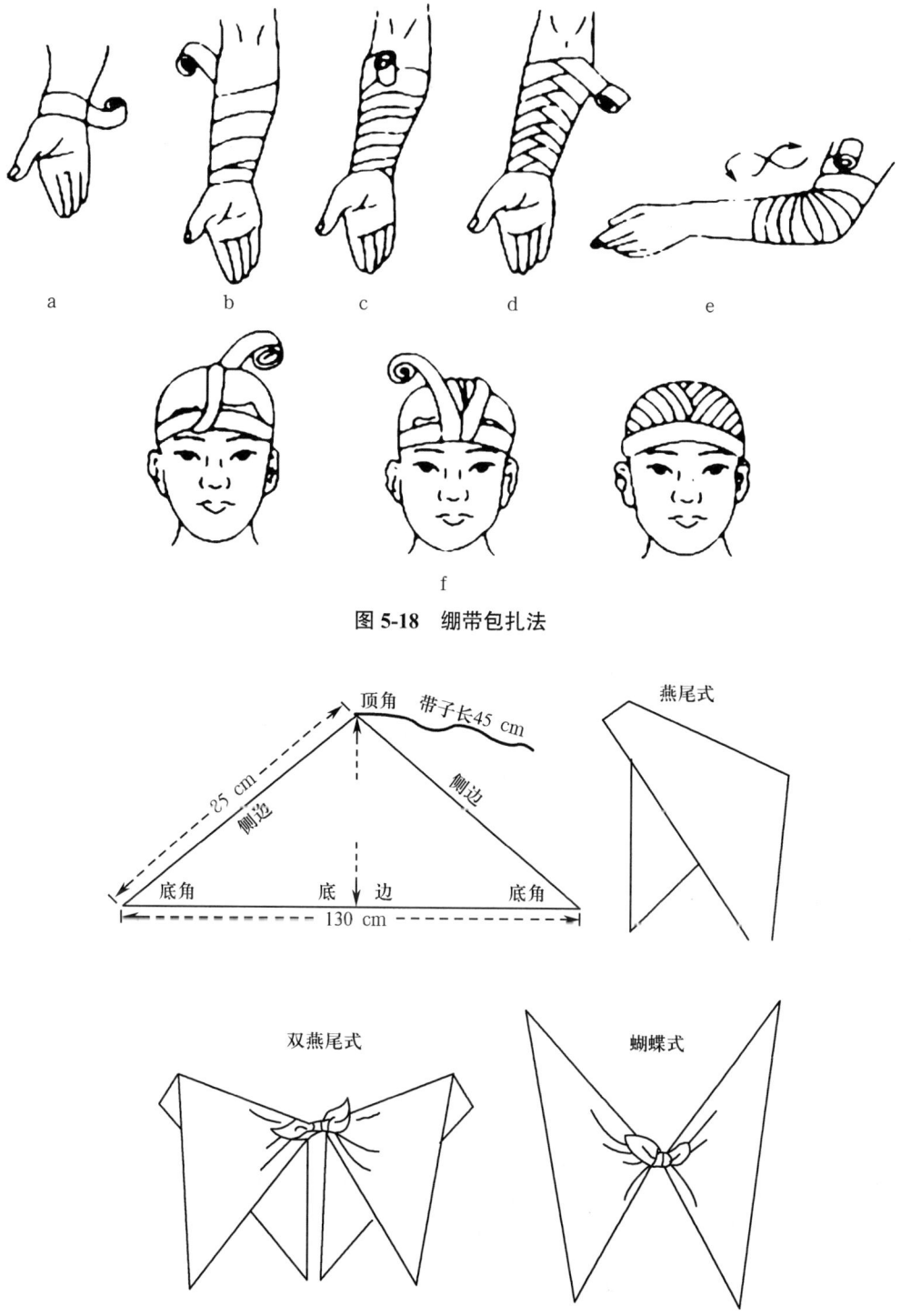

图 5-18 绷带包扎法

图 5-19 三角巾规格及各种用法

（1）头部包扎法

1）头顶部包扎法：将三角巾的底边向上反折约 3 cm，正中部放于伤员的前额齐眉，顶角向后拉紧，盖住头顶，三角巾的底边经两耳上方，拉向枕后压紧顶角，在枕部交叉再经耳上绕到前额打结固定（图 5-20）。

2）风帽式包扎法：将三角巾顶角和底边中央各打一结，成风帽状，顶角结置于前额，底边结放在枕骨结节下方，包住头部，两底角向面部拉紧向外反折包绕下颌，然后绕至颈后在枕部打结固定（图 5-21）。

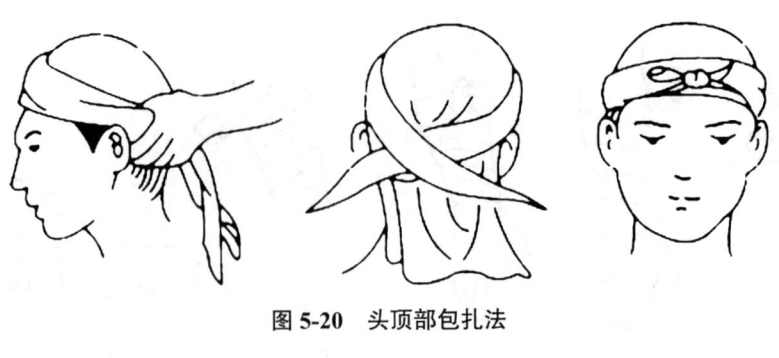

图 5-20 头顶部包扎法

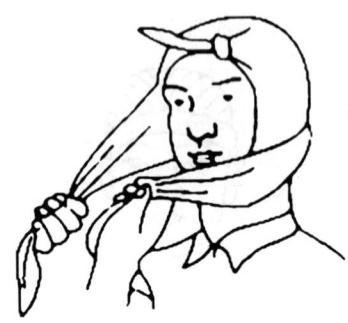 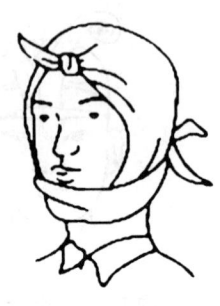 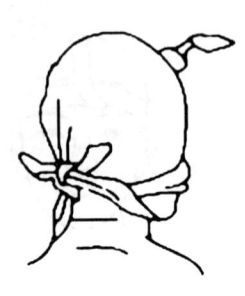

图 5-21 风帽式包扎法

3）面具式包扎法：将三角巾顶角打一结，置于头顶部，三角巾罩于面部（在眼、鼻、口处各开一孔），将左右两角拉到枕后交叉，再绕到前额打结固定（图5-22）。适用于颜面部外伤。

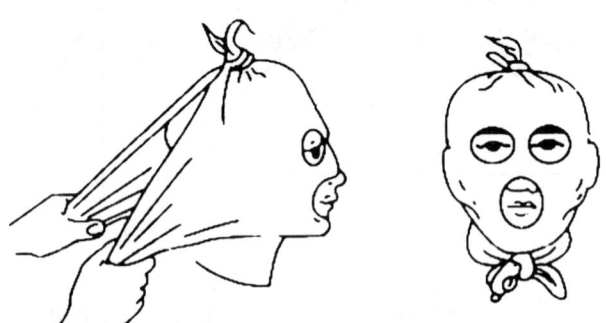

图 5-22 面具式包扎法

（2）肩、胸、背部包扎法

1）单肩包扎法：将三角巾折叠成燕尾式，燕尾夹角放在伤侧肩上正中，燕尾底边包绕上臂上部打结，两燕尾角分别经胸、背拉到对侧腋下打结（图5-23）。适用于一侧肩外伤。

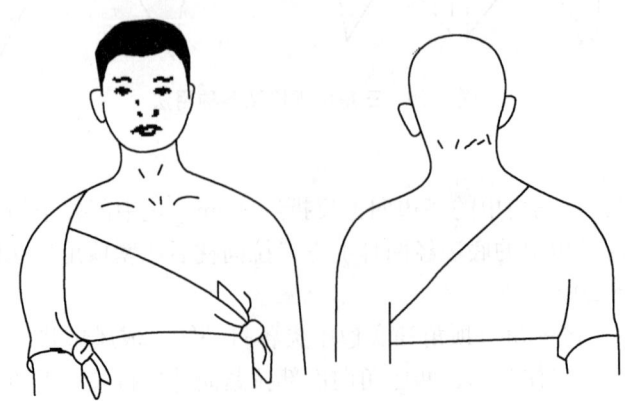

图 5-23 燕尾式单肩包扎法

2）单胸包扎法：将三角巾的底边横放在胸部，顶角绕过伤侧肩部到背部，底边包胸至背后方打结，再与顶角相结（图5-24）。适用于单侧胸外伤。

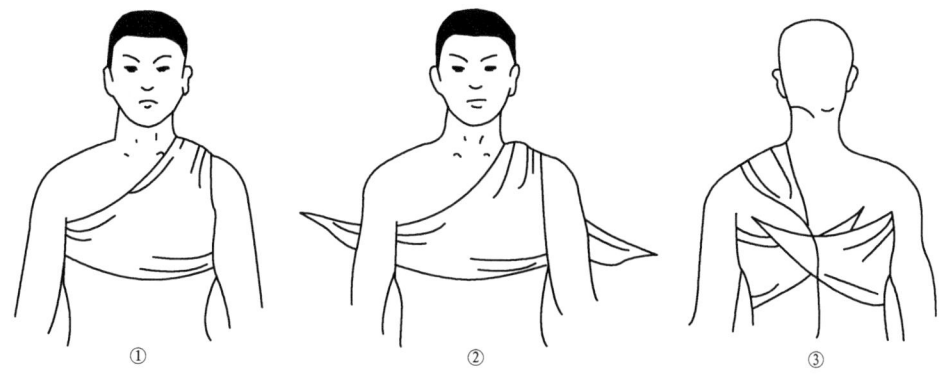

图 5-24 单胸包扎法

3）双胸包扎法：将三角巾折叠成燕尾式，并在底边反折一道边，横放于胸部，两角向上，分放于两肩并拉至颈后打结，再用顶角带子绕至对侧腋下打结（图5-25）。适用于双侧胸外伤。

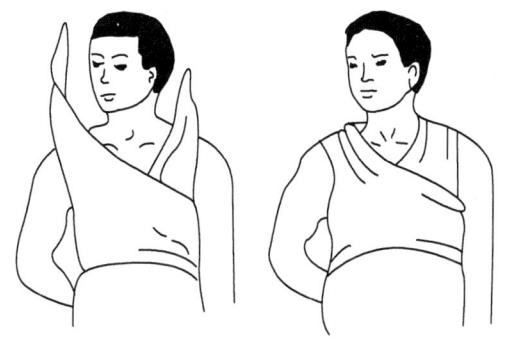

图 5-25 双胸包扎法

三角巾背部包扎的方法与胸部相同，只是位置相反，结打于胸部。

（3）腹臀部包扎法：三角巾的顶角朝下，底边横放于脐部，拉紧底角至腰部打结，顶角经会阴拉至臀上方，同两底角结头打结（图5-26）。适用于腹部或一侧臀部伤口的包扎。

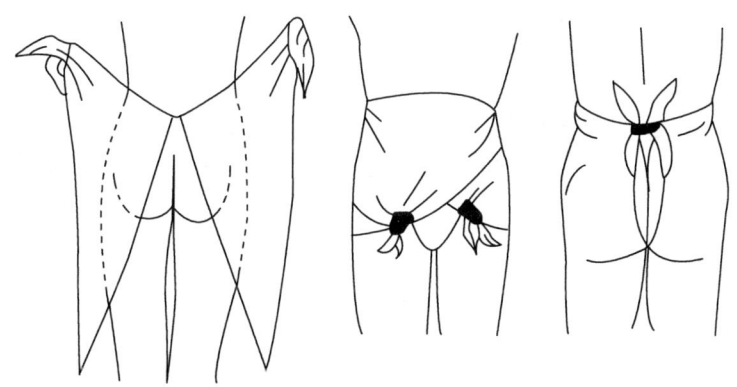

图 5-26 臀部三角巾包扎法

（4）四肢包扎法

1）上肢包扎法：将三角巾的一底角打结后套在伤侧手上，结留余头稍长备用，另一底角沿手臂后侧拉到对侧肩上，顶角包裹伤肢，并使伤侧前臂曲至胸前，拉紧两底角在对侧肩部打结（图5-27）。

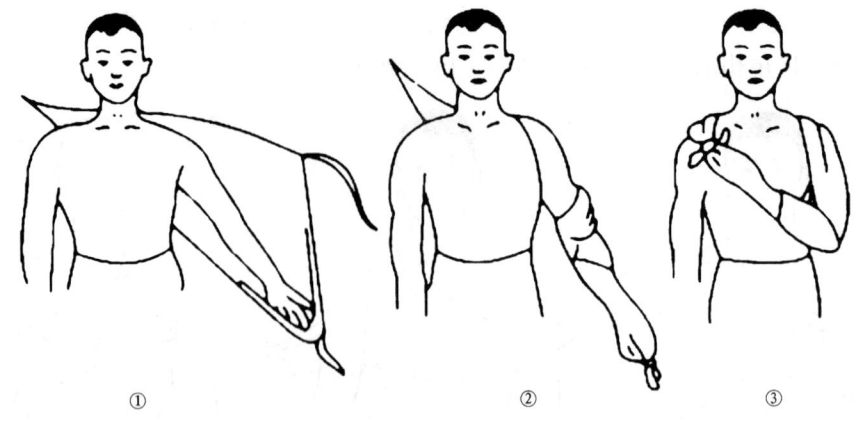

图 5-27 上肢包扎法

2）手或足部包扎法：将伤手平放在三角巾中央，手指指向顶角，底边位于腕部，再把顶角折回拉到手背上面，然后把左右两底角在手掌或手背交叉地向上拉到手腕的左右两侧缠绕打结。足的包扎与手相同（图 5-28）。

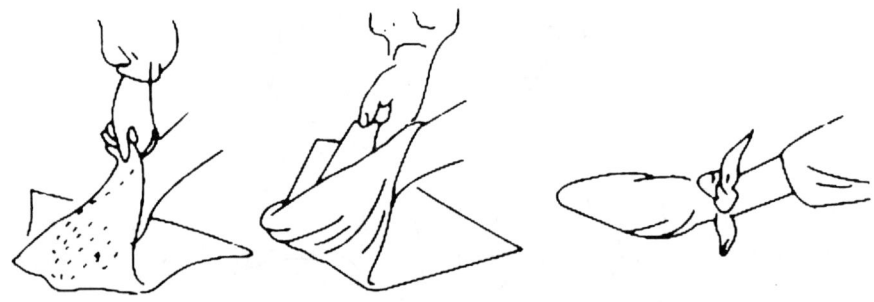

图 5-28 手和足部包扎法

3）小腿和足部包扎法：足趾朝向底边，将脚放在近底边一侧，提起顶角与较长一侧的底角交叉包裹，在小腿打结，再将另一底角折到足背，绕脚腕与底边打结于踝关节处（图 5-29）。

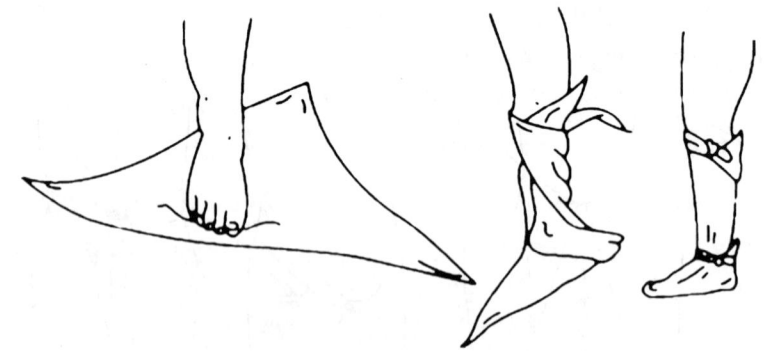

图 5-29 小腿和足部包扎法

（三）注意事项

1. 包扎伤口时，先简单清创并盖上消毒纱布后进行包扎。动作轻巧，不要触及伤口，以免加重疼痛或导致伤口出血及污染。

2. 根据包扎部位，选择适宜的绷带、三角巾或多头带等。敷料应干燥，无污染。

3. 包扎时要使伤员的体位保持舒适。在皮肤皱褶处如腋下、乳下、腹股沟及骨隆突处，应用棉垫或纱布保护。需要抬高肢体时，应给予适当的扶托物。包扎的肢体必须保持功能位。包扎肢端时应将指趾外露，便于观察末梢血液循环状况。

4. 包扎时松紧要适宜,过紧会影响局部血液循环,过松易致敷料脱落或移动。
5. 包扎方向为自下而上,由左向右,从远心端向近心端包扎,以利静脉血液的回流。
6. 包扎结束,应在肢体的外侧面打结,避免在伤口、骨隆突处或易于受压的部位打结。

三、固定

固定是针对骨折采取的护理措施。固定骨折部位可以防止骨折端移位损伤血管、神经,减轻伤员的痛苦,有利于伤员的搬运。固定技术分外固定和内固定两种。院前急救多受条件限制,只能做外固定。

(一)固定材料

1. 夹板　是最理想的固定材料。目前临床使用的有木制夹板、钢丝夹板、塑料制品夹板、充气式夹板、真空夹板等。
2. 敷料　衬垫,如棉花、衣物等,也可用绷带、三角巾固定。
3. 颈托、颈围或器具。
4. 如抢救现场一时找不到夹板,可就地取材,用竹板、木棒或直接借助伤员的健侧肢体或躯干进行临时固定。

(二)固定方法

1. 锁骨骨折固定　用毛巾垫于两腋窝前上方,将三角巾折叠成带状,两端分别绕两肩呈"8"字形,尽量使两肩后张,拉紧三角巾的两头在背后打结(图5-30)。
2. 肱骨骨折固定　用长、短两块夹板,长夹板放于上臂的后外侧,短夹板置于上臂前内侧(如只有一块夹板,则放在上臂外侧),在骨折部位上下两端固定,肘关节屈曲成90°,用三角巾将上肢悬吊,固定于胸前(图5-31)。

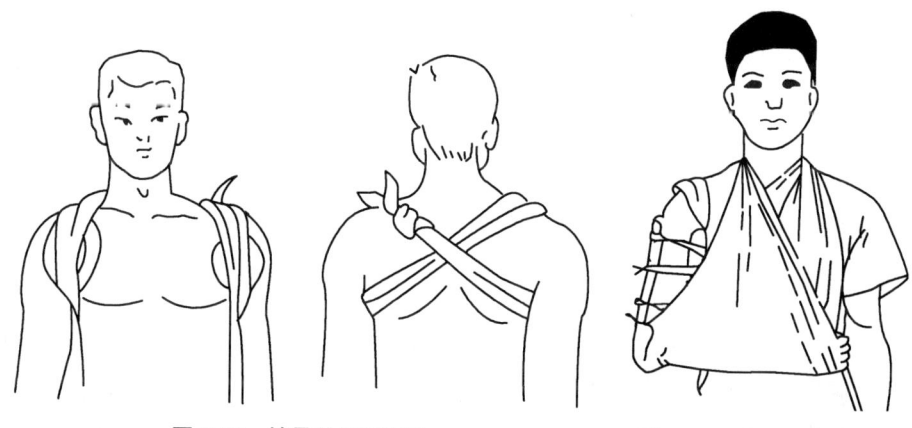

图 5-30　锁骨骨折固定法　　　　图 5-31　肱骨骨折固定法

3. 前臂骨折固定　取两块合适的夹板,其长度超过肘关节至腕关节的长度,分别置于前臂的内、外侧,用绷带固定夹板上下两端,肘关节屈曲成90°,拇指向上,用三角巾将前臂悬吊于胸前(图5-32)。
4. 大腿骨折固定　用两块夹板(内侧夹板长度为上至大腿根部,下过足跟;外侧夹板长度为上至腋窝,下过足跟)分别放在伤腿内外两侧(如只有一块夹板则放在伤腿外侧),并将健肢靠近伤肢,使双下肢并列,两足对齐。关节处及空

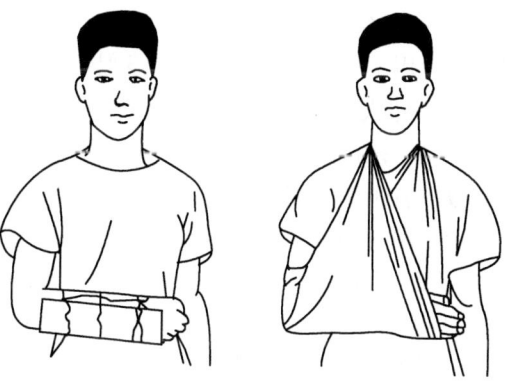

图 5-32　前臂骨折固定法

隙部位均放置衬垫，用5～7条三角巾或布带先将骨折部位的上下两端固定，然后分别固定腋下、腰部、膝、踝等处。足部用绷带"8"字形固定，踝关节保持在背屈90°位置（图5-33）。

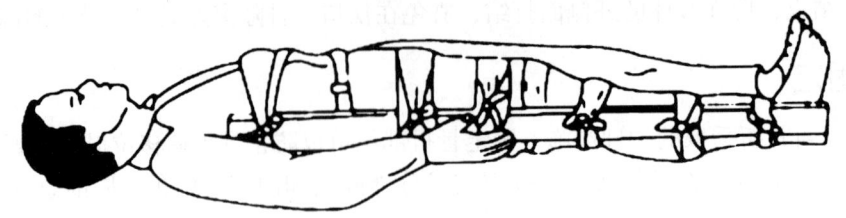

图5-33 大腿骨折固定法

5. 小腿骨折固定　两块夹板分别放在小腿的内侧和外侧，关节处垫棉垫，长度从足跟至大腿。用三角巾或绷带分段扎牢固定。首先固定小腿骨折的上下两端，然后固定大腿中部、膝关节、踝关节等处，足部用绷带"8"字形固定，踝关节保持在背屈90°位置。

6. 颈椎骨折固定　将伤员取仰卧位，枕后垫一软枕，头的两侧各垫一软枕固定，头部用绷带固定在担架上，限制头部前后或左右晃动。也可用颈托固定，以利安全转运。

7. 胸、腰椎骨折固定　伤员平卧于硬质担架上，用衣服垫塞颈、腰部，用布条将患者固定在担架上。

（三）注意事项

1. 选择夹板的长度与宽度要与骨折的肢体相适应，其长度必须超过骨折的上、下2个关节。固定时除骨折两端外，还需固定骨折两端的上、下关节。

2. 固定骨折部位前如有伤口和出血，应先止血、包扎，然后再固定骨折部位。如出现休克或呼吸、心搏骤停时，应立即进行抢救。

3. 夹板与皮肤间应加棉垫，使各部位受压均匀且易固定。

4. 固定应松紧适度，牢固可靠，以免影响血液循环。固定四肢时，要将指（趾）端露出，以便随时观察肢体血液循环情况。

5. 在处理开放性骨折时，局部要做清洁消毒处理，用纱布将伤口包好。严禁把暴露在伤口外的骨折端送回伤口内，以免造成伤口污染和再度刺伤血管与神经。

6. 固定中避免不必要的搬动，防止骨折断端损伤血管、神经。

四、搬运

现场搬运伤员的基本原则是及时、迅速、规范、安全地将伤病员搬至安全地带，防止再次受伤。正确的搬运方法可减少伤员的痛苦，防止损伤加重；搬运不当，可使伤情加重，甚至可造成神经、血管损伤，还可能造成瘫痪，给伤员造成终生痛苦。搬运方法有徒手搬运和器械搬运两种。搬运伤员时，要根据具体病情选择合适的搬运方法和搬运工具。

（一）徒手搬运

适用于现场无担架，转运路程较短、病情较轻的伤病员。

1. 单人搬运

（1）扶持法：适用于清醒并能够站立行走的伤员。救护者站在伤员身旁，将其一侧上肢绕过救护者颈部，用手抓住伤员的手，另一只手扶持伤员的腰部，使其身体略靠着救护者，搀扶行走（图5-34a）。

（2）抱持法：适于年幼、体轻、无骨折的伤员，是短距离搬运的最佳方法。救护者蹲在伤员的一侧，面向伤员，一只手放在伤员的大腿下，另一只手绕到伤员的背后，然后轻轻抱起伤员（图5-34b）。脊柱或大腿骨折者禁用。

（3）背负法：救护者背向伤员，让伤员伏在背上，使伤员的双手绕颈交叉下垂，抢救人员用双手抱住伤员大腿。如伤员昏迷不能站立起来，抢救人员可躺在伤员的一侧，一手握伤员肩部，另一手抱住大腿部，用力翻身，将伤员负在背上（图 5-34c）。胸部创伤患者不宜采用。

（4）拖行法：适用于体重较重的伤员，不能移动，现场又非常危险需立即离开者。救护人员位于伤病员的背后，将伤病员的双侧手臂横放于胸前，救护人员的双臂置于伤病员的腋下，双手紧紧抓住伤病员手臂，缓慢向后拖行；或者将伤病员外衣扣解开，衣服从背后反折，中间段托住颈部，缓慢向后拖行。

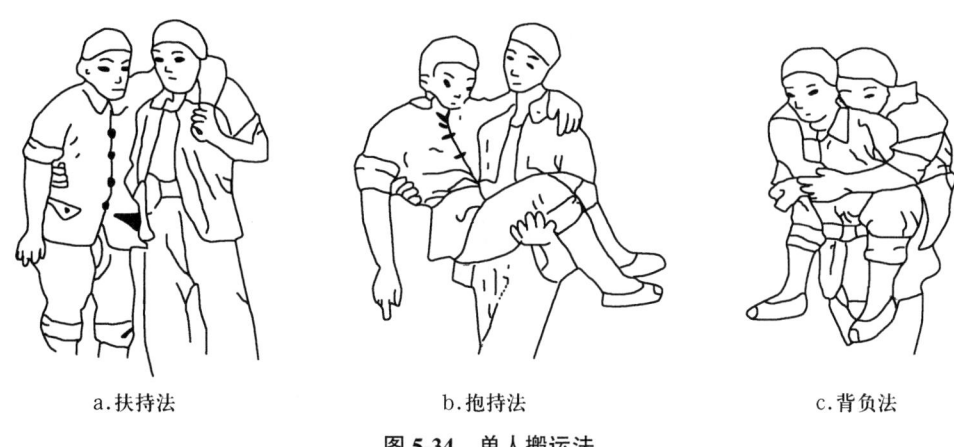

a.扶持法　　　　　　　　b.抱持法　　　　　　　　c.背负法

图 5-34　单人搬运法

2. 双人搬运　可采用椅托式、拉车式、平抱或平抬法等。

（1）椅托式：一人以左膝、另一人以右膝跪地，各用一手伸入伤员的大腿下面并互相紧握，另一手彼此交替支持伤员的背部（图 5-35）。

（2）拉车式：一人站在伤员的头部，将两手从伤员腋下插入，把伤员抱在怀里，另一人反身站在伤员两腿中间将伤员两腿抬起，两名救护者一前一后地行走（图 5-36）。

（3）平抱式：两人并排将伤员平抱，或者一前一后、一左一右将伤员平抬。

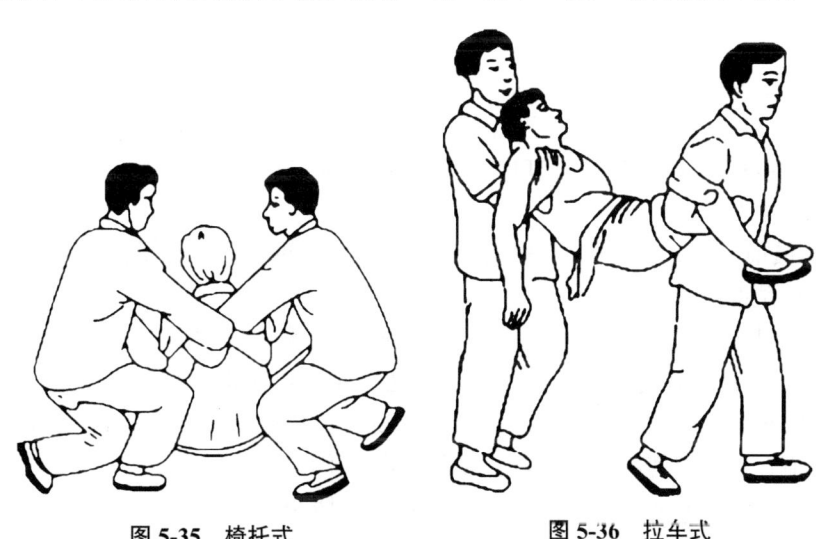

图 5-35　椅托式　　　　　　图 5-36　拉车式

3. 三人或多人搬运　三人可并排将伤员抱起，齐步向前，多人时可面对面站立，将伤员平抱进行搬运（图 5-37）。适用于脊柱骨折的伤员。

（二）担架搬运

适用于病情较重、搬运路途较长的伤病员。

1. 担架的种类　四轮担架、帆布担架、铲式担架、绳索担架、被服担架、板式担架等。

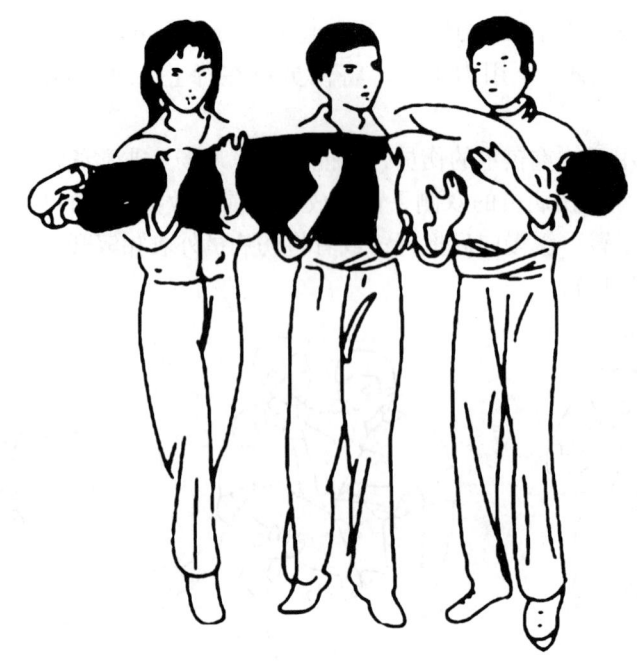

图 5-37　三人搬运法

2. 搬运方法　搬运时由 3～4 人将伤员抱上担架，使其头部在后，足部在前，以便于后面的担架员观察患者病情变化。担架员的脚步、行动要一致；向高处（上楼）抬时，前面的人要将担架放低，后面的人要抬高，使伤员保持水平状态，向低处时则相反。

（三）特殊患者的搬运

1. 腹腔内脏脱出伤员的搬运　伤员双腿屈曲，腹肌放松，仰卧于担架上。腹部内脏脱出，不应回纳以免造成感染，可用一清洁的碗盆扣住内脏，再用三角巾包扎固定，然后搬运。

2. 昏迷伤员的搬运　患者平卧于担架上，头应偏向一侧，以利于呼吸道分泌物引流。有脑脊液耳漏、鼻漏时，头部应抬高 30°，防止脑脊液逆流和窒息。

3. 脊柱骨折伤员的搬运　用硬担架或木板，并要填塞固定，颈椎和高位胸椎骨折时，除要填塞固定外，还要使用颈托，由专人牵引头部，避免晃动。

4. 异物刺入体内伤员的搬运　若匕首、刀、钢筋、铁棍及其他异物因意外刺入体内后，切忌拔出异物再包扎。应先包扎好伤口，固定好刺入物，方可搬运。

（四）注意事项

1. 搬运伤员前要检查伤员的生命体征和受伤部位，重点检查伤员的头部、脊柱、胸部有无外伤，特别是颈椎是否受到损伤。

2. 搬运过程中动作要轻巧，协调一致，避免震荡，减少伤员的痛苦。

3. 根据不同伤情和环境采取不同的搬运方法，避免再次损伤和由于搬运不当造成的意外伤害。如在火灾现场，在浓烟中搬运伤员，应弯腰或匍匐前进；在有毒气泄漏的现场，搬运者应先用湿毛巾掩住口鼻或使用防毒面具，以免被毒气熏倒。

4. 搬运过程中，要随时注意观察伤员的伤势和病情变化。

（陈　弘、贾世磊）

自测题

一、选择题

1. 在急救现场一般止血方法效果不佳的四肢大动脉出血应选择
   A. 加压包扎止血法　　　　B. 指压迫止血法　　　　C. 填塞止血法
   D. 止血带止血法　　　　　E. 任其自行止血
2. 心搏骤停最常见的心电图类型是
   A. 心房颤动　　　　　　　B. 心室颤动　　　　　　C. 心脏停搏
   D. 心电-机械分离　　　　　E. 心房扑动
3. 心肺复苏后，关键处理是
   A. 纠正酸中毒　　　　　　B. 脑复苏　　　　　　　C. 治疗原发病
   D. 维持良好的通气　　　　E. 密切监测病情变化
4. 李某，男，22岁，与同学野外露营时突然窒息，应立即行
   A. 环甲膜穿刺　　　　　　B. 气管插管　　　　　　C. 气管切开
   D. 环甲膜切开　　　　　　E. 胸腔闭式引流

二、病例分析题

伤员李某因为车祸受伤，救护人员到达现场时查体：体温36.8℃，呼吸18次/分，血压100/70 mmHg，脉率100次/分；胸腹无明显异常，下肢不能运动，无感觉。请问：伤者可能发生了什么情况？搬运时注意哪些事项？

第六章 急性中毒患者的救护

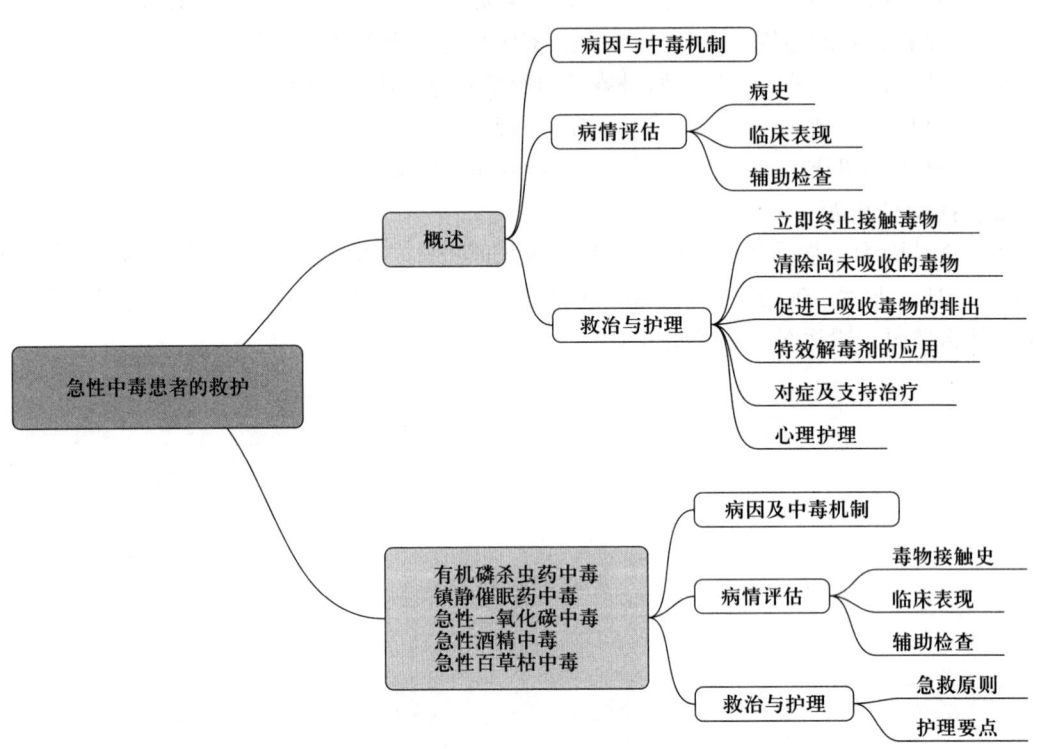

 学习目标

1. 熟记急性中毒的概念、救护原则。
2. 归纳有机磷农药中毒、一氧化碳中毒、镇静安眠药中毒、急性酒精中毒、急性百草枯中毒的救护要点。
3. 能够对中毒患者正确评估，及时判断中毒原因。
4. 知道各种急性中毒的发生机制与护理要点。

第一节 概述

> **案例 6-1**
>
> 某大学202寝室6个学生在三号餐厅聚餐后，突然发生神志恍惚，烦躁不安，肌肉抽搐，并伴恶心、呕吐、流涎、麻木、上腹痛等症状。同时该餐厅的工作人员也出现类似症状。
>
> **思考：**
> 1. 该寝室学生出现了什么问题？可能是什么原因引起的？
> 2. 假若事件发生在你的身边，你如何处理？

某些物质接触或进入人体后，在一定条件下会损害组织、器官的正常生理功能使之发生严重障碍，出现一系列症状和体征，称为中毒。引起中毒的外来物质称为毒物。根据来源和用途的不同，将毒物分为工业性毒物、药物、农药和有毒动植物。

中毒按其发生发展过程，可分为急性中毒、亚急性和慢性中毒。急性中毒（acute intoxication）是指毒物短时间内经皮肤、黏膜、呼吸道、消化道等途径进入人体，使机体受损并发生器官功能障碍。急性中毒起病急骤，症状严重，病情变化迅速，不及时治疗常危及生命，必须尽快做出判断与急救处理。多次或长期接触少量毒物，经一定潜伏期而发生的中毒，称慢性中毒；介于两者之间的，为亚急性中毒。本章主要介绍急性中毒。

一、病因与中毒机制

（一）病因

1. **生活性中毒** 在日常生活接触过程中引起的中毒称为生活性中毒。如误食、意外接触有毒物质、用药过量、自杀或谋害等。

2. **职业性中毒** 在生产过程中，接触有毒的原料、中间产物或成品，如果不注意劳动防护，可发生中毒。在有毒物质保管、运输及使用过程中，如不遵守安全防护制度，也会发生中毒。职业性中毒的毒物主要以粉尘、气体、烟雾等形态由呼吸道吸入。

（二）毒物在体内的过程

1. **毒物进入人体的途径**

（1）消化道：很多毒物经消化道途径进入人体，如有机磷农药、毒蕈、乙醇、河豚毒素、安眠药等。胃和小肠是消化道吸收的主要部位。

（2）呼吸道：气态、烟雾态和气溶胶态的毒物大多经呼吸道进入人体，直接进入血液循环，作用于各组织器官，如一氧化碳、硫化氢、砷化氢等。这是毒物进入人体最方便、最迅速，也是毒性作用发挥最快的一种途径。

（3）皮肤黏膜：一般情况下，经皮肤吸收的毒物很少，且吸收速度也很慢。但以下几种情况，毒物可经皮肤吸收。

1）脂溶性毒物：如有机磷、苯类，可穿透皮肤的脂质层吸收。
2）腐蚀性毒物：如强酸、强碱，可造成皮肤直接损伤。
3）局部皮肤有损伤时，不能经完整皮肤吸收的毒物，也会大量吸收。
4）环境高温、高湿、皮肤多汗等情况下，也会增加皮肤对毒物的吸收。

2. **毒物的代谢** 毒物被吸收后进入血液，分布于全身。主要在肝经过氧化、还原、水解、结合等作用进行代谢，大多数毒物经代谢后毒性降低，但也有少数毒物在代谢后毒性反而增强，如对硫磷（1605）在肝内氧化成对氧磷，后者毒性可增加数百倍。

3. 毒物的排泄　肾是排泄毒物及其代谢产物最有效、最重要的途径。口服毒物主要经肾从尿中排出，未被吸收的可通过呕吐物和粪便排出，挥发性毒物可经呼吸道排出，少数毒物经汗腺、唾液腺、乳腺排出。有些毒物排出缓慢，蓄积在体内某些组织或器官内，可产生慢性中毒。

（三）中毒机制

1. 局部刺激和腐蚀　强酸、强碱可引起局部刺激、腐蚀坏死。
2. 缺氧　一氧化碳与血红蛋白结合形成不易解离的碳氧血红蛋白，使血红蛋白丧失携氧功能，阻碍氧的吸收、输送和利用。
3. 中枢神经抑制　有机溶剂可通过血脑屏障，作用于中枢神经系统，抑制脑功能。
4. 抑制酶的活力　有机磷杀虫药抑制胆碱酯酶，氰化物抑制细胞色素氧化酶，重金属抑制含巯基酶。
5. 干扰细胞膜和细胞器的生理功能　四氯化碳经代谢产生自由基，作用于细胞膜结构，产生脂质过氧化。
6. 竞争受体　阿托品可阻断 M 胆碱受体产生毒性作用。

二、病情评估

（一）病史

重点询问职业史和中毒史，包括工种、工龄、接触毒物的种类、时间、环境条件、防护措施，以及在相同条件下其他人员有无类似的症状发生。

（二）临床表现

各种中毒的症状和体征取决于毒物的毒理作用、进入机体的途径、剂量和机体的反应性。

1. 神经系统症状　神经毒物直接作用于中枢神经系统，使脑实质受损而引起急性中毒性脑病，主要表现为不同程度的意识障碍，如昏迷、谵妄、惊厥等。也可出现颅内压增高症状，如血压上升、脉搏变慢、喷射状呕吐等。如有脑疝形成，则表现为双侧瞳孔不等大。而毒物作用于周围神经系统，可引起周围神经病变，表现为肢体瘫痪、肌纤维颤动等。
2. 呼吸系统症状　①刺激症状：各种刺激性及腐蚀性气体，如强酸雾、甲醛溶液等，表现为咳嗽、胸痛、呼吸困难，重者可发生急性肺水肿；②呼出气味：有机磷杀虫药中毒呼气有大蒜味，氰化物中毒有苦杏仁味；③呼吸频率、节律异常：亚硝酸盐、一氧化碳中毒致呼吸加快，安眠药、吗啡中毒出现呼吸减慢。
3. 循环系统症状　多种毒物可引起休克。毒物亦可直接损害心肌，引起心律失常、心搏骤停等。
4. 消化系统症状　①口腔炎：腐蚀性毒物可引起口腔黏膜糜烂、齿龈肿胀和出血等；②几乎所有毒物均可引起呕吐、腹泻等急性胃肠炎表现；③呕吐物的颜色和气味：如高锰酸钾呈红或紫色，硫酸或硝酸呈黑或咖啡色，有机磷中毒有大蒜味等；④肝受损：毒蕈、四氯化碳、某些抗癌药等引起黄疸、转氨酶升高、腹水等肝功能障碍表现。
5. 血液系统症状　可表现为溶血性贫血、白细胞减少、出血等。
6. 泌尿系统症状　主要为急性肾衰竭症状，表现为少尿或无尿。
7. 皮肤黏膜症状　①皮肤灼伤：见于强酸、强碱等引起的腐蚀性损害，如硫酸灼伤呈黑色，硝酸呈黄色，过氧乙酸呈无色等；②发绀：如亚硝酸盐、磺胺、非那西丁、麻醉药等中毒；③樱桃红色：见于一氧化碳、氰化物中毒；④大汗：常见于有机磷中毒。
8. 眼部症状　①瞳孔缩小：见于有机磷、吗啡、毒扁豆碱等中毒；②瞳孔扩大：见于阿托品、毒蕈、曼陀罗等中毒；③视力障碍：见于甲醇、有机磷、苯丙胺等中毒。
9. 危重病例的判定　急性中毒伴有下列任何一种临床表现时，均应看作危重病例：①深度昏迷；②高血压或血压偏低；③高热或体温过低；④呼吸衰竭；⑤肺水肿；⑥吸入性肺炎；⑦心律失常；⑧少尿或肾衰竭；⑨癫痫发作；⑩肝衰竭。

（三）辅助检查

1. 毒物检测　最可靠，有助于确定中毒物质和估计中毒的严重程度。应采集患者的血、尿、粪、呕吐物、剩余食物，首次抽吸的胃内容物、遗留毒物、药物和容器等送检。检验标本尽量不放防腐剂，并尽早送检。

2. 其他检查　包括血液学检测（酶活性测定、碳氧血红蛋白、高铁血红蛋白测定）、血气分析、心电图等检查。有助于鉴别诊断和判断病情轻重程度。

三、救治与护理

急性中毒的特点是发病急骤、进展迅速，且病情多变。因此，医护人员必须争分夺秒地进行有效救治。急性中毒的急救原则应突出"快、稳、准、动"4个字："快"即迅速，分秒必争；"稳"即沉着、镇静、胆大、果断；"准"即判断准确，方法正确；"动"即动态观察，判断出现的症状，所用措施是否对症。

（一）立即终止接触毒物

1. 迅速脱离有毒环境　对吸入性中毒者，应迅速将患者抬离有毒环境，移患者到上风向空气新鲜处，保暖。对皮肤接触性中毒者，立即移离中毒现场，除去污染衣物，用大量清水冲洗。

2. 维持基本生命体征　心搏骤停者应立即予以心肺复苏，并迅速建立静脉通道，以保证各项治疗进行。呼吸道梗阻者应立即清理呼吸道，解除梗阻。条件许可时尽早采用气管插管、给氧和呼吸机治疗。

3. 做好防护措施　进入含有高浓度毒物的现场，或空气中氧浓度大幅度降低的现场抢救患者，必须要有防护措施。进行口对口人工呼吸时，施术者要避免吸入患者呼出的毒气，防止中毒。

（二）清除尚未吸收的毒物

1. 吸入性中毒　保持呼吸道通畅，及时清除呼吸道分泌物，利于毒气的呼出。及早吸氧，必要时可使用呼吸机或高压氧治疗。

2. 接触性中毒

（1）皮肤染毒：立即除去被污染的衣物，用大量流动清水彻底冲洗污染皮肤，包括毛发、指甲、皮肤皱褶处。清洗时切忌用热水或用少量水擦洗，因可促进局部血液循环，导致毒物的快速吸收。皮肤接触腐蚀性毒物时，冲洗时间应15～30 min。可选择相应的中和剂或解毒剂冲洗（表6-1）。

（2）眼部染毒：毒物污染眼内，应立即用流动清水或生理盐水冲洗，冲洗时间至少10 min。碱性毒物可用0.03 g/mL硼酸液，酸性毒物可用0.02 g/mL碳酸氢钠溶液冲洗，然后滴入2.5 mg/mL氯霉素眼药水，再涂以红霉素眼膏，防止继发感染。

（3）伤口染毒：应在伤口上方结扎止血带，再彻底清洗、清创伤口。

表6-1　常见毒物的皮肤清洁剂

毒物种类	皮肤清洁剂
酸性（有机磷、挥发性油剂、甲醛、强酸等）	5%碳酸氢钠或肥皂水
碱液（氨水、氢氧化钠）	3%～5%硼酸、醋酸、食醋
苯类、香蕉水	10%乙醇
无机磷（磷化锌、黄磷）	1%碳酸氢钠

3. 食入性中毒　常用催吐、洗胃、导泻、灌肠和使用吸附剂等方法清除胃肠道尚未吸收的毒物，应尽早进行。

（1）催吐：神志清醒且能合作的患者，在急救现场即可进行催吐，这是排出胃内毒物最简单、最有效的方法。

1）物理催吐：让患者饮温开水 300～500 mL，用压舌板、匙柄或手指刺激咽喉壁或舌根而诱发呕吐，可反复进行，直至胃内容物完全呕出、吐出的液体变清为止。

2）药物催吐法：口服吐根糖浆 10～15 mL，再饮水 200 mL，半小时内可呕吐，必要时可再服 1 次。此药催吐效果好，一般无不良反应。

3）以下情况禁忌催吐：①昏迷、惊厥状态；②腐蚀性毒物中毒；③患有食管胃底静脉曲张、主动脉瘤、消化性溃疡病者；④年老体弱、妊娠、高血压、冠心病、休克者。

视频：洗胃

（2）洗胃：服毒后 6 h 内洗胃效果最好，对于饱餐、服毒量大或减慢胃排空的毒物，超过 6 h 以上仍需洗胃。腐蚀性毒物中毒者、正在抽搐、大量呕血者、原有食管静脉曲张或上消化道大出血病史者禁止洗胃。对吞服腐蚀性毒物者，可用牛奶、蛋清、米汤、植物油等保护胃肠黏膜。洗胃液温度应控制在 35 ℃左右。每次灌洗量为 300～500 mL。洗胃过程中应密切观察，防止误吸，有出血、窒息、抽搐及胃管堵塞者，应立即停止洗胃。常用洗胃液及其适应证见表 6-2。

表 6-2　常用洗胃液及其适应证

洗胃液	适应证	注意事项
清水或生理盐水	砷、硝酸银、溴化物及不明原因的中毒	儿童宜用生理盐水
1∶5000 高锰酸钾	安眠药、氰化物、砷化物、无机磷	1605 中毒禁用
2% 碳酸氢钠	有机磷杀虫药、苯、汞、香蕉水	美曲膦酯及强酸中毒禁用
0.3% 过氧化氢溶液	阿片类、氰化物、高锰酸钾	
鸡蛋清、牛奶	腐蚀性毒物、硫酸铜	
5%～10% 硫代硫酸钠	碘、汞、砷	
10% 活性炭	河豚毒、生物碱	
0.3% 氧化镁	阿司匹林、草酸	
1%～3% 鞣酸	吗啡类、洋地黄、阿托品、毒蕈	

（3）导泻：洗胃后，拔出胃管前可由胃管注入泻药以清除进入肠道内的毒物。常用 25% 硫酸钠 30～60 mL 或 50% 硫酸镁 40～80 mL。一般不用油类泻药，以免促进脂溶性毒物的吸收。严重脱水及口服腐蚀性毒物的患者禁止导泻。

（4）灌肠：除腐蚀性毒物中毒外，适用于口服中毒超过 6 h、导泻无效者及抑制肠蠕动的毒物（巴比妥类、颠茄类、阿片类）中毒。灌肠方法包括温盐水、清水或 1% 肥皂水连续多次灌肠，以达到最有效清除肠道毒物的目的。

（5）吸附剂：吸附剂是一类可吸附毒物以减少毒物吸收的物质，其主要作用为氧化、中和或沉淀毒物。常用活性炭 20～30 g 加入 200 mL 温水中和万能解毒剂（活性炭 2 份、鞣酸 1 份、氧化镁 1 份，即 2∶1∶1），洗胃后口服或经胃管注入。

（三）促进已吸收毒物的排出

1. 利尿排毒　大多数毒物由肾排出，利尿能加速毒物的排出。可用下列方法：①大剂量快速输入液体，速度为 200～400 mL/h，以 5% 葡萄糖盐水及 5% 葡萄糖液为宜；②使用利尿剂，如呋塞米或20%甘露醇；③碱化尿液，静脉输入5%碳酸氢钠使尿液碱化，促进酸性毒物（苯巴比妥和水杨酸类）的排出。利尿时应注意维持水、电解质、酸碱平衡，对于心、肾功能不全、低钾者禁用利尿方法。

2. 吸氧　吸氧可加速毒气排出。如一氧化碳中毒时，吸氧可促进碳氧血红蛋白解离，加速一氧化碳排出。高压氧是治疗一氧化碳中毒的特效疗法。

3. 血液净化　常用方法有血液透析、血液灌注和血浆置换。

（1）血液透析：适用于中毒量大、血中浓度高、常规治疗无效，且伴有肾功能不全及呼吸抑制者，如巴比妥类、镇静催眠药、海洛因等药物中毒。中毒12 h内透析效果最好，如时间过长，毒物与血浆蛋白结合后则不易获效。

（2）血液灌流：使血液流过装有活性炭或树脂的灌流柱，毒物被吸附后，血液再输回患者体内。此法能吸附脂溶性或与蛋白质结合的化合物（有机磷、有机氯、巴比妥类、镇静催眠药等），是目前常用的中毒抢救措施。但是血液的正常成分如血小板、白细胞、凝血因子、葡萄糖、钙离子也能被吸附排出，因此使用时需认真监测并进行必要的补充。

（3）血浆置换：将患者的血液引入特制的血浆交换装置，把分离出的血浆弃去并补充相应的正常血浆或代用液，借以清除患者血浆中的有害物质，减轻脏器的损害。蛇中毒、蕈中毒及砷中毒等，使用本法疗效较好。但其操作复杂，代价较高。

（四）特效解毒剂的应用

当毒物进入人体后，除了尽快排除毒物外，还必须用相应的解毒剂进行解毒，大多数毒物无特效解毒剂，仅有少数毒物能利用相应药物达到解毒作用。常见的急性中毒及其特效解毒剂如下。

1. 重金属中毒解毒剂　依地酸钙钠用于铅中毒治疗。

2. 高铁血红蛋白血症解毒剂　小剂量亚甲蓝（美蓝）可使高铁血红蛋白还原为正常血红蛋白，用于亚硝酸盐、苯胺、硝基苯等中毒引起的高铁血红蛋白血症。用法为1%亚甲蓝5～10 mL（1～2 mg/kg）稀释后静脉注射。大剂量亚甲蓝（10 mg/kg）效果相反，可产生高铁血红蛋白血症，适用于治疗氰化物中毒。

3. 有机磷杀虫药中毒解毒剂　应用阿托品、解磷定等。

4. 中枢神经抑制药解毒剂　纳洛酮是阿片类麻醉药的解毒药，对麻醉镇痛药引起的呼吸抑制有特异的拮抗作用；氟马西尼是苯二氮䓬类的拮抗药。

（五）对症及支持治疗

许多急性中毒至今无特效的治疗方法和药物，对症支持治疗乃是抢救成功的关键，同时要采取积极措施防治并发症。主要包括吸氧，纠正水、电解质及酸碱失衡，抗感染，抗休克等。还应注意补充营养及维生素。

（六）心理护理

护士应了解患者中毒的原因，细致评估患者的心理状况，根据不同的心理特点予以心理疏导，以诚恳的态度为患者提供情感上的支持，并认真做好家属的思想工作，使患者更好地配合治疗，早日康复。对服毒自杀者，要做好患者的心理疏导，防止患者再次自杀。

（徐丽娜）

第二节 有机磷杀虫药中毒

案例 6-2

患者，邓某，女，36岁，农民。5 h前与家人吵架自服农药"敌敌畏"约250 mL，出现恶心、呕吐、腹痛、多汗、全身紧缩感，急诊入院。查体：T 36.8 ℃，P 56次/分，R 18次/分，BP 120/80 mmHg。神清，烦躁，双侧瞳孔等大等圆，直径约1.0 mm，对光反射存在，口腔内有浓重大蒜味，流涎，大汗淋漓，双下肺闻及湿啰音。心率56次/分，心律齐，各瓣膜区未闻及杂音。腹平软，肠鸣音亢进。

思考：
1. 此患者的初步诊断是什么？
2. 为进一步了解病情，做哪项辅助检查最为重要？
3. 对患者的救治与护理措施有哪些？

有机磷杀虫药属有机磷酸酯或硫代磷酸酯类化合物，对保证农业高产和丰收起到很大作用，但其对人畜均有毒性。有机磷杀虫药多呈油状或结晶状，稍有挥发性，有蒜味。除美曲膦酯外，一般难溶于水，在碱性条件下易分解失效。

知识链接

有机磷杀虫药的种类

我国生产的有机磷杀虫药的毒性按大鼠急性经口LD_{50}（半数致死量）可分为四类：
① 剧毒类，$LD_{50}<10$ mg/kg，如甲拌磷（3911）、内吸磷（1059）、对硫磷（1605）；
② 高毒类，$LD_{50}10\sim100$ mg/kg，如甲基对硫磷、氧化乐果、敌敌畏；
③ 中毒类，$LD_{50}100\sim1000$ mg/kg，如乐果、敌百虫、倍硫磷；
④ 低毒类，$LD_{50}1000\sim5000$ mg/kg，如马拉硫磷、辛硫磷、氯硫磷。

一、病因与中毒机制

（一）病因

1. **生产及使用过程不当** 在生产、包装、保管、运输、销售、配制、喷洒有机磷杀虫药的过程中，如果忽视防护，使用不慎，或进入刚喷药的农田作业，均可由皮肤及呼吸道吸收中毒。

2. **生活性中毒** 服毒自杀、误服农药或摄入被农药污染的水、食物、水果、蔬菜等，可经胃肠道吸收而中毒。使用有机磷杀虫药杀蚊虫、治疗皮肤病或内服驱虫药应用不当时，可由皮肤沾染、呼吸道吸入及消化道吸收而发生中毒。

（二）中毒机制

有机磷杀虫药的中毒机制主要是抑制体内胆碱酯酶的活性。正常情况下，胆碱能神经兴奋所释放的递质——乙酰胆碱被胆碱酯酶水解为乙酸及胆碱而失去活性。有机磷杀虫药进入人体后与体内胆碱酯酶迅速结合形成磷酰化胆碱酯酶，后者比较稳定，且无分解乙酰胆碱能力，从而使乙酰胆碱积聚，引起胆碱能神经先兴奋后抑制的一系列症状，严重者可昏迷，晚期出现呼吸中枢麻痹，多因呼吸衰竭而死亡。

二、病情评估

（一）毒物接触史

生产性中毒接触史比较明确。非生产性中毒有的为误服、故意吞服，有的为间接接触摄入。应注意询问陪伴人员有机磷杀虫药的种类、服毒量、服毒时间，有无呕吐及呕吐物气味，患者近来情绪、生活及工作情况等。

（二）临床表现

急性中毒发病时间与毒物种类、剂量和侵入途径密切相关。口服中毒可在 10 min 至 2 h 内出现症状，如大剂量口服中毒可在 5 min 内出现症状。经皮肤吸收的一般在接触后 2 ~ 6 h 发病。一旦中毒症状出现后，病情发展迅速。可出现以下三大症状。

1. 毒蕈碱样症状　又称 M 样症状，出现最早，主要是副交感神经末梢兴奋所致的平滑肌痉挛和腺体分泌增加。症状表现为恶心、呕吐、腹痛、多汗，尚有流泪、流汗、流涕、流涎、腹泻、尿频、大小便失禁、心搏减慢、瞳孔缩小、视物模糊。可有支气管痉挛和呼吸道分泌物增加、咳嗽、呼吸困难，严重者出现肺水肿。

2. 烟碱样症状　又称 N 样症状，乙酰胆碱在横纹肌神经肌肉接头处过度蓄积和刺激，使面部、眼睑、舌、四肢及全身横纹肌发生肌纤维颤动，甚至全身肌肉发生强直性痉挛。患者表现为肌束颤动、牙关紧闭、抽搐、惊厥、全身紧束压迫感，四肢出现不规则颤动，而后发生肌力减退和瘫痪，严重者呼吸肌麻痹可引起呼吸衰竭死亡。

3. 中枢神经系统症状　中枢神经系统受乙酰胆碱刺激后有头晕、头痛、疲乏、共济失调、烦躁不安、谵妄、抽搐和昏迷，呼吸抑制甚至呼吸停止等表现。

（三）特殊表现

1. 中间型综合征　少数病例在急性症状缓解后和迟发性神经病变发生前，约在急性中毒后 1 ~ 4 天突然发生以呼吸肌麻痹为主的症状群，如肢体近端肌肉、颅神经支配的肌肉以及呼吸肌麻痹，若不及时救治可迅速导致死亡，故称为"中间型综合征"。其发病机制与胆碱酯酶长期受抑制，影响神经肌肉接头处突触后功能有关。

2. 中毒后"反跳"现象　有机磷农药中毒经抢救治疗症状明显好转，可在数日至 1 周后突然急剧恶化，重新出现急性中毒症状，甚至发生肺水肿或突然死亡，此为中毒后"反跳"现象。反跳的原因主要与残留在皮肤、毛发和胃肠道的毒物继续吸收、农药种类、阿托品与胆碱酯酶复能剂停用过早或减量过快等原因有关。中、低毒类农药，如乐果和马拉硫磷，用胆碱酯酶复能剂疗效不佳，中毒后易发生反跳。

3. 迟发性多发性神经病　个别急性中毒患者在重度中毒症状消失后 2 ~ 3 周可发生迟发性神经损害，出现感觉、运动型多发性神经病变表现，主要累及肢体末端，表现为肢体末端烧灼、疼痛、麻木以及下肢无力、瘫痪、肌肉萎缩等。可能是有机磷杀虫药抑制神经靶酯酶并使其老化所致。

（四）辅助检查

1. 全血胆碱酯酶活力（CHE）测定　是诊断有机磷杀虫药中毒的特异性实验指标，对中毒程度、疗效判断和预后估计均极为重要。以正常人血胆碱酯酶活力值作为 100%，急性有机磷杀虫药中毒时，CHE 降至正常人均值 70% 以下即有意义。

2. 毒物检测　将呕吐物、首次洗胃液、血、尿、粪便等送检，有助于有机磷杀虫药中毒的诊断。

3. 常规检查　血、尿、大便常规，血糖，血电解质，肝功能，肾功能，血气分析，心电图，胸片等。

（五）病情判断

1. 轻度中毒　以毒蕈碱样症状为主，血胆碱酯酶活力为50%～70%。
2. 中度中毒　出现典型毒蕈碱样症状和烟碱样症状，血胆碱酯酶活力为30%～50%。
3. 重度中毒　除毒蕈碱样症状和烟碱样症状外，出现中枢神经系统受累和呼吸衰竭表现，少数患者有脑水肿，血胆碱酯酶活力<30%。

三、救治与护理

（一）急救原则

1. 迅速清除毒物

（1）接触中毒者：立即将患者撤离有毒环境，脱去污染衣物，用清水、肥皂水彻底清洗染毒皮肤、毛发、指（趾）甲。毒物侵入眼内时，用2%碳酸氢钠（美曲膦酯中毒忌用）或生理盐水清洗，至少10 min。禁用热水或乙醇擦洗，以免皮肤血管扩张，加速毒物吸收。

（2）口服中毒者：应立即给予及时有效的洗胃，排除胃中毒物，阻止毒物吸收。有机磷中毒首次洗胃应反复彻底，可用清水、2%碳酸氢钠溶液（美曲膦酯中毒忌用）或1∶5000高锰酸钾溶液（对硫磷中毒忌用）反复洗胃，直至洗出液无农药味为止。洗胃后，从胃管中注入硫酸镁或硫酸钠20～30 g导泻。胃管应保留一段时间，必要时再次洗胃，如患者有喉头水肿或痉挛而无法插管，必要时应行紧急手术切开洗胃。

2. 特效解毒剂的应用　应用原则为早期、足量、联合、重复用药。

（1）阿托品：为抗胆碱药，为解救中毒的关键性药物，能与乙酰胆碱争夺胆碱受体，阻断乙酰胆碱的作用，缓解毒蕈碱样症状和对抗呼吸中枢抑制。阿托品应早期、足量、反复给药，直到毒蕈碱样症状明显好转或患者出现"阿托品化"表现为止。此时，应减少剂量或停用阿托品。

阿托品化的表现包括：①瞳孔较前扩大；②颜面潮红；③皮肤干燥、腺体分泌物减少、无汗、口干、肺部啰音减少；④心率增快。

（2）胆碱酯酶复能剂：能使被抑制的胆碱酯酶恢复活性，有效解除烟碱样症状，但对毒蕈碱样症状作用较差，也不能对抗呼吸中枢的抑制。常用药物有碘解磷定、氯解磷定、双复磷和双解磷等。由于胆碱酯酶复能剂不能复活已老化的胆碱酯酶，故必须尽早用药。

有机磷中毒的治疗最理想的是胆碱酯酶复能剂与阿托品二药合用。轻度中毒可单独使用阿托品；中、重度中毒两种解毒药合用时，阿托品的剂量应减少，以免发生阿托品中毒。

（3）解磷注射液：为含有抗胆碱剂和复能剂的复方注射液。常用肌内注射，应用方便，适用于现场急救。对毒蕈碱样、烟碱样作用和中枢神经系统症状有较好的对抗作用，对中毒的胆碱酯酶也有较强的复活作用，起效快，作用时间较长，目前临床上已广泛使用。

3. 对症治疗　有机磷中毒的主要死亡原因有肺水肿、呼吸机麻痹、呼吸中枢衰竭。因此应重点维持心肺功能，保持呼吸道通畅，正确给氧及应用呼吸机辅助、控制呼吸。心搏骤停时，紧急心肺复苏。休克使用血管活性药物，肺水肿患者使用阿托品，脑水肿用脱水剂和糖皮质激素、冬眠疗法等。重度中毒者，中毒症状缓解后应逐渐减少用药剂量，症状消失后停药，观察3～7天。

（二）护理要点

1. 病情观察

（1）观察生命体征、尿量和意识

1）若出现胸闷、严重呼吸困难、咳粉红色泡沫痰、双肺湿啰音、意识模糊等，提示肺水肿。

2）若出现呼吸节律、频率和深度改变，警惕呼吸衰竭。

3）若出现意识障碍、头痛、剧烈呕吐、抽搐等，考虑急性脑水肿。

（2）严密观察"反跳"的先兆症状：反跳一般发生在中毒后2～7天，反跳的先兆症状有食欲缺乏、胸闷、流涎、出汗、肺部啰音、瞳孔缩小、言语不清、吞咽困难等，若出现上述症状，应迅速通知医师进行处理，立即静脉补充阿托品，再次迅速达阿托品化。

（3）警惕中间综合征：患者清醒后又出现胸闷、心慌、气短、乏力等症状，是中间综合征的先兆。此时应进行全血胆碱酯酶化验、动脉血氧分压监测、记录出入液量等。

2. 维持有效呼吸　及时有效地清除呼吸道分泌物以保持呼吸道通畅。昏迷患者头偏向一侧，注意随时清除痰液和呕吐物，备好气管切开包和呼吸机等，必要时行气管插管或气管切开，建立人工气道。

3. 用药护理

（1）应用阿托品的护理：①阿托品不能作为预防用药。②阿托品兴奋心脏的作用很强，中毒时可导致室颤，故应充分吸氧，维持正常的血氧饱和度。③大量使用低浓度阿托品输液时，可能发生溶血性黄疸。④"阿托品化"和阿托品中毒的剂量十分接近，应密切观察患者的神志、皮肤、瞳孔大小以及体温和心率的变化（表6-3）。一旦出现阿托品中毒表现，应立即报告医生及时停用阿托品。必要时大量补液或用毛果芸香碱进行拮抗。

表6-3　"阿托品化"与阿托品中毒的主要区别

	阿托品化	阿托品中毒
神经系统	意识清楚或模糊	谵妄、躁动，幻觉、抽搐、昏迷
皮肤	颜面潮红、干燥	紫红、干燥
瞳孔	由小扩大后不再缩小	极度散大
体温	正常或轻度升高	高热 >40 ℃
心率	≤120 次/分，脉搏快而有力	心动过速，甚至有室颤发生

（2）应用胆碱酯酶复能剂的观察与护理：①早期用药，洗胃同时应用特效解毒剂，首次应足量给药。②轻度中毒可单用，中度以上中毒必须联合应用阿托品，但阿托品的剂量应减少，以免发生阿托品中毒。③复能剂如应用过量、注射太快或未经稀释，均可产生中毒，抑制胆碱酯酶，发生呼吸抑制。用药时应稀释后缓慢静推或静滴。若发生呼吸抑制，应立即停药，用大量维生素C及快速补液来解毒及排泄，施行人工呼吸或气管插管加压给氧。④复能剂在碱性溶液中不稳定，易水解成有剧毒的氰化物，故禁与碱性药物配伍使用。⑤碘解磷定药液刺激性强，漏于皮下可引起剧痛及麻木感，确定针头在血管内方可注射给药，不宜肌注用药。⑥注意观察复能剂的毒副作用，如短暂的眩晕、视力模糊、复视或血压升高等。碘解磷定剂量过大可出现口苦、咽痛和恶心，注射速度过快可出现暂时性呼吸抑制。

4. 心理护理　了解患者中毒的原因，根据不同的心理特点予以心理疏导，以诚恳的态度为患者提供情感上的支持，并认真做好家属的思想工作。

5. 健康指导

（1）加强防毒宣传：生产有机磷杀虫药时应严格执行各种操作规程，做好个人防护。普及防治中毒的知识，定期体检，测定全血胆碱酯酶活力。在喷洒农药时应遵守操作规程，加强个人防护，穿长袖衣裤及鞋袜，戴口罩、帽子及手套，污染衣物及时洗净。接触农药过程中若出现头晕、胸闷、恶心、呕吐等症状，应立即就医。

（2）加强毒物管理：农药盛具要专用，标记要清楚，防止误食。

（3）生活指导：蔬菜水果在食用之前要清洗干净，避免残留农药引起中毒。怀疑为有机磷农药毒死的家禽，不可食用。

（徐丽娜）

第三节 镇静催眠药中毒

案例 6-3
患者，张某，女，17岁，学生。因期末考试成绩差，担心父母责骂，3 h前吞服大量地西泮，随后出现昏迷，被父母发现后急诊入院。
思考：
1. 此患者的初步诊断是什么？
2. 对患者的救治与护理措施有哪些？

镇静催眠药是中枢神经系统抑制药，具有镇静和催眠作用，小剂量应用可使人处于安静或嗜睡状态，大剂量可麻醉全身，包括延髓。一次服用大剂量可引起急性镇静催眠药中毒，突然停药或减量可引起戒断综合征，长期滥用可引起耐药性和依赖性而导致慢性中毒。常用的镇静催眠药见表6-4。

表6-4 常用镇静催眠药分类

类别	主要药物
苯二氮䓬类	长效类：氯氮䓬、地西泮、氟西泮
	中效类：阿普唑仑、奥沙西泮、替马西泮
	短效类：三唑仑
巴比妥类	长效类：巴比妥、苯巴比妥
	中效类：戊巴比妥、异戊巴比妥、布他比妥
	短效类：司可巴比妥、硫喷妥钠
非巴比妥非苯二氮䓬类	水和氯醛、格鲁米特（导眠能）、甲喹酮、甲苯氨脂
吩噻嗪类	氯丙嗪、硫利达嗪（甲硫达嗪）、奋乃静、三氟拉嗪

一、病因与中毒机制

（一）病因

多发生于蓄意自杀者，偶可见于儿童误服或药物滥用者的意外中毒。中毒途径大多数是口服，少数则通过静脉注射或肌内注射。

（二）中毒机制

镇静催眠药均具有脂溶性，脂溶性强的药物易跨越血脑屏障，作用于中枢神经系统，起效快，作用时间短，为短效药。

1. 苯二氮䓬类　目前研究认为苯二氮䓬类的中枢神经抑制作用与增强γ-氨基丁酸（GABA）能神经的功能有关。苯二氮䓬类与苯二氮䓬受体结合后，可加强GABA与GABA受体结合的亲和力，增强GABA对突触后的抑制功能。

2. 巴比妥类　巴比妥类对GABA能神经有与苯二氮䓬类相似的作用，但苯二氮䓬类主要选择性作用于边缘系统，影响情绪和记忆力。巴比妥类主要作用于网状结构上行激活系统而引起意识障碍。巴比妥类对中枢神经系统的抑制有剂量-效应关系。随着剂量的增加，由镇静、催眠到麻醉，以至延髓中枢麻痹，甚至死亡。

3. 非巴比妥非苯二氮䓬类　其毒理作用与巴比妥类药物相似。

4. 吩噻嗪类 吩噻嗪类药物主要作用于网状结构，抑制中枢神经系统多巴胺受体，以减轻焦虑紧张、幻觉、妄想和病理性思维等精神症状。

二、病情评估

（一）毒物接触史

有可靠的应用镇静催眠药史，了解用药种类、剂量及服用时间，是否经常服用该药、服药前后是否有饮酒史，病前有无情绪激动等。

（二）临床表现

1. 巴比妥类中毒 一次服用大剂量巴比妥类，可引起中枢神经系统抑制，症状与剂量有关。

（1）轻度中毒：嗜睡、情绪不稳定、注意力不集中、记忆力减退、共济失调、言语不清、步态不稳、眼球震颤。各种反射存在、生命体征平稳。

（2）中度中毒：昏睡、强烈刺激能唤醒，但不能言语，很快又陷入昏睡状态，呼吸浅慢，血压正常，腱反射消失、角膜反射、咽反射仍存在。

（3）重度中毒：进行性中枢神经系统抑制，由嗜睡到深昏迷。呼吸抑制由呼吸浅慢到呼吸停止，脉搏细速、血压下降、肌张力下降、腱反射消失。胃肠蠕动减慢。皮肤可起大疱。长期昏迷患者可并发肺水肿、脑水肿、肾衰竭而威胁生命。

2. 苯二氮䓬类中毒 中枢神经系统抑制较轻，主要症状是嗜睡、头晕、言语含糊不清、意识模糊、共济失调。很少出现如长时间深度昏迷和呼吸抑制等严重症状。如果出现，应考虑同时服用了其他镇静催眠药或酒等。

3. 非巴比妥非苯二氮䓬类中毒 症状与巴比妥类药物中毒相似，但也各有其特点。

（1）水合氯醛中毒：心、肝、肾损害，可有心律失常等。

（2）格鲁米特中毒：意识障碍有周期性波动、瞳孔散大等。

（3）甲喹酮中毒：有明显的呼吸抑制，出现锥体束征，如肌张力增强、腱反射亢进、抽搐等。

（4）甲丙氨酯中毒：常有血压下降。

4. 吩噻嗪类药物中毒 最常见的为锥体外系反应，临床表现有以下三类：①震颤麻痹综合征；②静坐不能；③急性肌张力障碍反应，如斜颈、吞咽困难、牙关紧闭等。

5. 戒断综合征 长期服用大剂量镇静催眠药的患者，突然停药或迅速减少药量时，可发生戒断综合征。主要表现为自主神经兴奋性增高和轻、重症神经精神异常。

（三）辅助检查

1. 血液、尿液、胃液中药物浓度测定，对诊断有参考意义。
2. 血液生化检查 包括血糖、尿素氮、肌酐、电解质等。

三、救治与护理

（一）急救原则

1. 迅速清除毒物

（1）洗胃：口服中毒者早期用 1 : 5000 高锰酸钾溶液、清水、淡盐水洗胃，服药量大者超过 6 h 仍需洗胃。

（2）活性炭及泻剂的应用：首次活性炭剂量为 50～100 g，用 2 倍的水制成混悬液口服或胃管内注入。应用活性炭时常给予硫酸钠 250 mg/kg 导泻，一般不用硫酸镁，因为镁离子能抑制中枢神经系统。

（3）碱化尿液、利尿：用 5% 的碳酸氢钠碱化尿液，呋塞米利尿，只对长效巴比妥类有效，对吩噻嗪类中毒无效。

（4）血液透析、血液灌流：对苯巴比妥有效，危重患者可考虑应用，对苯二氮䓬类无效。

2. 应用特效解毒剂　巴比妥类中毒无特效解毒药。氟马西尼是苯二氮䓬类拮抗剂，能通过竞争性抑制苯二氮䓬类受体而阻断苯二氮䓬类药物的中枢神经系统作用。用法为 0.2 mg 缓慢静脉注射，需要时重复注射，总量可达 2 mg。

3. 应用中枢神经系统兴奋剂　深度中枢抑制者可适量应用贝美格，对稳定呼吸、循环、维持生理反射有一定益处；纳洛酮是解救药物中毒引起呼吸抑制的有效药，具有兴奋呼吸、催醒的作用；呼吸中枢衰竭者可静脉给予尼可刹米、洛贝林。

4. 维持重要脏器功能　保持呼吸道通畅，维持血压，进行心电监护，促进意识恢复。

5. 对症治疗　肝功能损害出现黄疸者，予以保肝和皮质激素治疗。震颤麻痹综合征可选用盐酸苯海索（安坦）。若有肌肉痉挛及肌张力障碍，可用苯海拉明 25～50 mg 口服或 20～40 mg 肌内注射。

（二）护理要点

1. 严密观察病情　观察生命体征、意识、瞳孔大小及对光反射、角膜反射。观察肢体温度、末梢循环、皮肤黏膜的湿度和弹性等，记录出入液量、测尿比重，及时发现休克症状。

2. 保持呼吸道通畅、给氧　仰卧位时头偏向一侧，可防止呕吐物或痰液阻塞气道而引起窒息。应及时吸出痰液，痰液黏稠时注意湿化。给予持续氧气吸入，防止脑组织缺氧引起脑水肿，加重意识障碍。

3. 用药护理　注意观察药物的作用及患者的反应，监测脏器功能变化，尽早防治脏器衰竭。

4. 饮食护理　昏迷时间 3～5 天，患者营养不易维持者，可由鼻饲补充营养及水分。应给予高热量、高蛋白易消化的流质饮食。

5. 心理护理　对服药自杀者，注意心理疏导，尽量使其配合治疗。

6. 健康指导

（1）向失眠者宣教导致睡眠紊乱的原因及避免失眠的方法，可遵医嘱使用镇静催眠药，但不能长期使用。

（2）对服药自杀者，不宜让其单独留在病房内，防止再度自杀。

（3）加强药品管理，镇静药、催眠药处方的使用、保管应严加管理，特别是对有情绪不稳定或精神异常者，避免服药过量自杀。

（徐丽娜）

第四节　急性一氧化碳中毒

案例 6-4　患者，女，57 岁，因呕吐、昏迷 4 h 入院。患者 4 h 前在家紧闭门窗烧煮食用醋消毒。体检：中度昏迷，口唇呈樱桃红色，四肢无明显自主活动，双侧巴宾斯基征（+）。CT 诊断：双侧基底节和左枕叶缺血变性改变。

思考：该患者最有可能的诊断是什么？如何急救？

一氧化碳（CO）为无色、无味、无刺激性的气体，比重为 0.967，几乎不溶于水，易溶于氨水。多因含碳物质不完全燃烧产生，在空气中燃烧时呈蓝色火焰。空气浓度达到 12.5% 时，有爆炸的危险。人体在短时间内吸入过量 CO，可发生急性一氧化碳中毒，又称煤气中毒，是我国北方气体中毒的主要原因之一。

一、病因与中毒机制

（一）病因

1. 工业中毒　炼钢、炼焦、烧窑等工业生产中，高炉煤气和发生炉含 CO 30%～35%，水煤气含 CO 30%～40%，炉门关闭不严或管道泄漏及煤矿瓦斯爆炸时都有大量 CO 产生；化学工业的合成氨、甲醇等都要接触 CO，若防护不当，均容易发生一氧化碳中毒。

2. 生活中毒　煤炉产生的气体中 CO 含量 6%～30%。室内门窗紧闭，火炉无烟囱或烟囱堵塞、漏气、倒风以及在通风不良的浴室内使用燃气加热器淋浴，密闭空调车内滞留时间过长等都可发生 CO 中毒。失火现场空气中 CO 浓度可高达 10%，也可发生中毒。每日吸烟一包，可使血液碳氧血红蛋白（COHb）浓度升高至 5%～6%，连续大量吸烟也可导致一氧化碳中毒。

（二）中毒机制

一氧化碳中毒机制主要是引起组织缺氧。CO 吸入体内后，其中 85% 与血液中红细胞的血红蛋白（Hb）结合，形成稳定的碳氧血红蛋白（COHb）。CO 与 Hb 的亲和力比氧与 Hb 的亲和力大 240 倍，而碳氧血红蛋白的解离是氧合血红蛋白（HbO_2）解离速度的 1/3600，故易造成碳氧血红蛋白在体内蓄积。COHb 不能携带氧，而且还影响氧合血红蛋白正常解离，即氧不易释放到组织中，从而导致组织和细胞的缺氧。此外，CO 还可抑制细胞色素氧化酶，直接抑制组织细胞内呼吸。这些因素更加重组织、细胞缺氧。中枢神经系统对缺氧最为敏感，故首先受累。严重者有脑水肿，少数患者发生迟发性脑病。

二、病情评估

（一）毒物接触史

患者一般均有一氧化碳吸入史。仔细观察发病现场情况，详细询问中毒的原因，了解中毒时所处的环境、停留时间以及同室他人有无同样症状，有无突发昏迷等情况。

（二）临床表现

根据临床症状的严重程度及血液中 COHb 的含量，急性 CO 中毒可分为轻、中、重三级。

1. 轻度中毒　血液 COHb 浓度为 10%～20%。患者表现为头痛、头晕、乏力、恶心、呕吐、心悸、四肢无力，甚至出现短暂性晕厥等。原有冠心病患者可出现心绞痛。患者若能及时脱离中毒环境，吸入新鲜空气或氧疗，症状很快消失。

2. 中度中毒　血液 COHb 浓度为 30%～40%。皮肤黏膜呈樱桃红色，上述症状加重，并出现判断力减退、神志不清、呼吸困难、烦躁、谵妄、昏迷，对疼痛刺激可有反应，脉快、多汗，瞳孔对光反射、角膜反射可迟钝，腱反射减弱等。患者经积极治疗可以恢复正常，且无明显并发症和后遗症。

3. 重度中毒　血液 COHb 浓度大于 50%。患者处于深昏迷，各种反射消失，可呈去大脑皮质状态。患者可以睁眼，但无意识，不语、不动、不主动进食，呼之不应、推之不动，并有肌张力增强。可发生脑水肿伴惊厥、呼吸抑制、休克、心律失常、上消化道出血等。患者死亡率高，存活者多有不同程度的后遗症。

4. 中毒迟发性脑病（神经精神后发症）　是指患者意识障碍恢复后，经过 2～60 天的"假愈期"，出现下列临床表现之一，①精神异常或意识障碍：呈痴呆、谵妄或去大脑皮质状态。②锥体外系神经损害：出现震颤麻痹综合征。③锥体系神经损害：如偏瘫、失语、病理反射阳性或大小便失禁等。④大脑皮质局灶性功能障碍：如失语、失明或继发性癫痫。⑤脑神经及周围神经损害：如视神经萎缩、听神经损害及周围神经病变。

中毒性迟发性脑病，约占重度中毒的 50%，多在急性中毒后 1～2 周内发生。80% 患者的发病过程是中毒昏迷—中间清醒—迟发性脑病，20% 左右无中间清醒期。昏迷时间超过

48 h者，迟发性脑病发生率较高。

（三）辅助检查

1. 血液COHb测定　血COHb测定是诊断一氧化碳中毒的特异性指标，可明确诊断且有助于分型和估计预后。

> **知识链接**
>
> **血液COHb测定常用方法**
>
> 1. 加碱法　取患者血液1~2滴，用蒸馏水3~4 mL稀释后，加10%氢氧化钠溶液1~2滴，混匀。正常血液呈棕绿色，血液中COHb增多时，加后血液仍保持淡红色不变。
>
> 2. 煮沸法　取蒸馏水10 mL，加入患者血液3~5滴，血中如有COHb，煮沸后仍为红色。以上两种均为血液COHb定性测定方法。
>
> 3. 分光镜检查法　为定量监测方法，取血数滴，加入蒸馏水10 mL，用分光镜检查可见特殊吸收带。

2. 脑电图检查　可见弥漫性不规则性慢波、双额低幅慢波及平坦波。

3. 头部CT检查　可发现大脑皮质下白质，包括半卵圆形中心与脑室周围白质密度减低或苍白球对称性密度减低。

三、救治与护理

（一）急救原则

1. 迅速脱离中毒环境　进入中毒现场迅速打开门窗进行通风、换气，断绝煤气来源，迅速将患者移至空气清新的地方。重症患者采取平卧位，解开衣扣，松开腰带，注意保暖，保持呼吸道通畅。如发生心搏骤停，应立即进行心肺脑复苏。

视频：氧疗

2. 迅速纠正缺氧　氧疗是治疗一氧化碳中毒最有效的方法。轻、中度中毒患者可用面罩或鼻导管高流量吸氧，8~10 L/min；严重中毒患者给予高压氧治疗，可加速碳氧血红蛋白解离，促进一氧化碳排出，从而减少神经、精神后遗症和降低病死率。高压氧治疗应早期应用，最好在中毒后4 h内进行，中毒后36 h再用高压氧治疗，收效不大。

3. 防治脑水肿，促进脑细胞代谢　严重中毒后2~4 h，即可出现脑水肿，24~48 h达高峰。可快速静滴20%甘露醇250 mL，6~8 h一次。也可用呋塞米、肾上腺皮质激素等药物，降低颅内压，减轻脑水肿。可适量补充能量合剂、细胞色素C、胞磷胆碱等药物，以促进脑细胞代谢。

4. 对症治疗　昏迷者应保持呼吸道通畅，必要时行气管插管或气管切开防止继发感染。高热抽搐者，可采用头部降温、亚低温疗法及止痉药物。

（二）护理要点

1. 病情观察　①定时测量生命体征，观察神志变化，记录出入液量及做好重病记录。②观察患者有无头痛、喷射性呕吐等脑水肿征象。③了解碳氧血红蛋白测定结果。

2. 氧气吸入的护理　患者脱离现场后应立即给氧，采用高浓度面罩给氧或鼻导管给氧（流量应保持8~10 L/min）。给氧时间一般不应超过24 h，以防发生氧中毒和二氧化碳潴留。呼吸深快的患者亦可吸入含二氧化碳的氧气，可改善呼吸性碱中毒。重症患者及早采用高压氧治疗。

3. 对症护理

（1）昏迷伴高热惊厥时应给予物理降温或冬眠疗法等降温，遵医嘱应用地西泮。

（2）保持呼吸道通畅：取平卧位，头偏向一侧，随时吸出呼吸道分泌物和呕吐物。

（3）脑水肿者遵医嘱给予20%甘露醇静脉快速滴注，并遵医嘱应用促脑细胞代谢药。

（4）注意观察患者神经系统的表现及皮肤、肢体受压部位损害情况，通过被动运动、按摩等方法加强肢体锻炼。

4. 饮食护理　神志清醒者，给予清淡、易消化流质或半流质饮食，宜选用高热量、高蛋白、高维生素、少刺激、少油腻的食物；神志不清者，可给予鼻饲营养，应进高热量、高维生素饮食。

5. 心理护理　护理人员应陪伴在患者身边，多与患者交谈，建立良好的护患关系，增加患者的信任感和安全感，以消除不良的心理情绪，增强康复信心，以便更好配合护理和功能锻炼。

6. 健康指导

（1）加强预防CO中毒的宣传：居室内火炉要安装烟囱。烟囱室内结构要严密，室外要通风良好。厂矿使用煤气或产生煤气的车间、厂房要加强通风，加强对CO的监测报警设施。进入高浓度CO环境内执行紧急任务时，要戴好特制的CO防毒面具。

（2）出院指导：出院时留有后遗症者应鼓励患者树立继续治疗的信心，如痴呆或智力障碍者应嘱其家属悉心照顾，并教会家属对患者进行语言和肢体锻炼的方法。

（徐丽娜）

第五节　急性酒精中毒

> **案例 6-5**　李某，男，52岁，与同学聚餐，因饮酒过量昏迷不醒，大小便失禁。被紧急送医院。
>
> **思考**：该患者如何急救？对该患者进行哪些健康教育？

乙醇别名酒精，是无色、易燃、易挥发的液体，具有醇香气味，能与水和大多数有机溶剂混溶。一次饮入过量乙醇或酒类饮料引起的中枢神经系统由兴奋转为抑制的状态称为急性酒精中毒，严重者出现昏迷、呼吸抑制及休克。

一、病因与中毒机制

（一）病因

成人饮用乙醇的中毒剂量有个体差异，一般为纯酒精70～80 g，而致死剂量为250～500 g。乙醇主要经胃和小肠吸收。吸收后迅速分布于全身，90%在肝代谢、分解（先后被转化为乙醛、乙酸，最后分解为二氧化碳和水），只有10%以原形从肺或肾排出。当大量乙醇进入体内超过了肝的代谢能力，可在体内蓄积并进入脑，导致精神神经症状。

（二）中毒机制

乙醇对中枢神经系统的抑制作用，随着剂量的增加，由大脑皮质向下，通过边缘系统、小脑、网状结构到延髓。小剂量抑制γ-氨基丁酸（GABA）对脑的抑制，产生兴奋效应。血中乙醇浓度增高，作用于小脑，引起共济失调；作用于网状结构，引起昏睡和昏迷。极高浓度的乙醇抑制延髓中枢引起呼吸、循环功能衰竭。酒精中毒时，还可发生乳酸增多、酮体蓄积导致的代谢性酸中毒及糖异生受阻引起的低血糖。

二、病情评估

(一)毒物接触史

有过量饮酒史,应询问饮酒的种类和饮用量、平素酒量、饮酒的具体时间,有无服用其他药物等。

(二)临床表现

急性酒精中毒的表现与个人对乙醇的耐受性以及摄入量有密切关系,临床上一般分三期,各期界限不是很明确。

1. 兴奋期 血乙醇浓度达 50 mg/dL 时,即感头痛、欣快、兴奋;血乙醇浓度超过 75 mg/dL 时,出现健谈、情绪不稳定、自负、可有粗鲁行为或攻击行为,也可沉默、孤僻。浓度达到 100 mg/dL 时,驾车易发生车祸。

2. 共济失调期 血乙醇浓度达到 150 mg/dL 时,即可出现共济失调,表现为肌肉运动不协调,行动笨拙,眼球震颤,视力模糊,步态蹒跚,语无伦次,且言语含糊不清。浓度达到 200 mg/dL 时,出现恶心、呕吐、困倦。

3. 昏睡期 血乙醇浓度达 250 mg/dL 以上时,患者进入昏迷期,出现昏睡,瞳孔散大,体温降低;浓度超过 400 mg/dL,患者陷入深昏迷,心率增快,血压下降,呼吸缓慢带鼾声,可出现呼吸、循环麻痹而危及生命。

(三)辅助检查

血清或呼出气体中乙醇浓度测定对诊断酒精中毒、判断中毒程度及评估预后都具有重要意义。

1. 乙醇检测 呼出气体中乙醇浓度与血乙醇浓度相当。
2. 动脉血气分析 可有轻度代谢性酸中毒。
3. 血清电解质 可有低血钾、低血镁、低血钙。
4. 血清葡萄糖检测 可有低血糖。
5. 肝功能检测 慢性酒精中毒性肝病可有明显肝功能异常。
6. 心电图检查 酒精中毒性心肌病可见心律失常和心肌损害。

三、救治与护理

(一)急救原则

轻度中毒无需特殊治疗,应卧床休息,适当保暖以防受凉,可饮浓茶、咖啡或柠檬汁等,兴奋躁动的患者必要时加以约束。对重症患者应迅速采取下述措施。

1. 保持呼吸道通畅 患者取平卧位,头偏向一侧,及时清除呕吐物及呼吸道分泌物,防止窒息。呼吸抑制者给予呼吸兴奋剂,必要时行气管插管、人工呼吸及辅助呼吸。

2. 清除毒物 神志清醒者可直接刺激咽部进行催吐。乙醇吸收快,一般洗胃意义不大,如 2 h 内的中毒患者,可考虑应用 1% 碳酸氢钠或 0.5% 活性炭混悬液、生理盐水洗胃。对昏迷时间长的严重病例,应尽早行血液透析或腹膜透析治疗。

3. 应用盐酸纳洛酮 纳洛酮是阿片受体拮抗剂,对昏迷、呼吸抑制的患者有兴奋呼吸和催醒作用。用法:0.4~0.8 mg 加入 25% 葡萄糖液 20 mL 中静注,必要时 20 min 重复 1 次;或用 1.2~2 mg 加入 5%~10% 葡萄糖液中持续静滴,直至达到满意效果。

4. 促进乙醇氧化代谢 50% 葡萄糖液 100 mL 静注,同时肌注维生素 B_1、B_6 和烟酸各 100 mg,以加速乙醇在体内氧化代谢。

5. 对症治疗 维持呼吸功能,给予吸氧;使用脱水剂和糖皮质激素,防治脑水肿;纠正低血糖;慎用镇静剂,对躁动不安、过度兴奋者可用安定或氯丙嗪肌内注射;禁用吗啡及巴比妥类药物;昏迷患者可预防性应用抗生素。

（二）护理要点

1. 严密观察病情　观察生命体征、意识及瞳孔的变化，并做好记录。观察呕吐物的颜色、性状和量，分辨有无胃黏膜损伤情况。注意保持呼吸道通畅及观察有无出现尿潴留。

2. 安全防护　患者多数表现为烦躁、兴奋多语、四肢躁动，应加强巡视，使用床栏，必要时给予适当约束，防止意外发生。

3. 对症护理　给予足够的热量、复合维生素 B 等，防止肝损害。呕吐严重者应注意维持水、电解质、酸碱平衡。烦躁不安或过度兴奋患者可用小剂量地西泮，禁用吗啡、氯丙嗪及巴比妥类镇静药。脑水肿患者应限制入水量，使用利尿剂。低血压、休克患者给予扩容，应用血管活性药物，纠正酸中毒。呼吸抑制、严重昏迷患者可应用呼吸兴奋剂，保证充分供氧。

4. 用药护理　应用纳洛酮后应注意观察患者清醒的时间，若超过平均清醒时间或用后昏迷程度加深，要追问病史，是否存在其他情况（颅内血肿等），及时对症处理。

5. 心理护理　大多数患者清醒后常因饮酒入院有损颜面或入院致经济损失表现为后悔，怕家人埋怨。护理人员应根据患者不同的心理状况及时与患者陪护人员进行思想交流。

6. 健康指导

（1）开展酗酒危害的宣传教育，乙醇及代谢产物乙醛可直接损伤肝细胞，做到开车不喝酒，喝酒不开车。

（2）培养良好的生活饮食习惯，不要空腹饮酒，饮酒要适量，切勿以酒来解除烦愁、寂寞、沮丧和工作压力等。

（3）饮酒过量时，可用探咽催吐的办法尽快排出胃内乙醇，减少乙醇的吸收，减轻中毒。

（胡　姝）

第五节　急性百草枯中毒

百草枯（paraquat，PQ）也叫对草快、克芜踪，是一种高效能的非选择性接触型除草剂，对人畜具有很强毒性，误服或自服可引起急性中毒。几乎不溶于有机溶液，成人致死量为 20% 水溶液 5~15 ml（20~40 mg/kg）。人类百草枯中毒后死亡率高，国外报道为 65%，国内报道高达 95%。近年来，百草枯中毒已成为农药中毒致死事件的常见病因。

一、病因与中毒机制

（一）病因
多为误服或自服导致中毒。

（二）中毒机制
百草枯经消化道、皮肤和呼吸道吸收，进入人体后迅速分布到全身各器官组织，以肺、骨骼浓度最高。百草枯作用于人体细胞氧化、还原过程，导致细胞膜脂质氧化，晚期为肺间质纤维化。

二、病情评估

（一）毒物接触史
临床常见百草枯中毒多为自服或误服，有的可能隐瞒服药史。常表现为多器官功能损伤或衰竭，肺、肝和肾是最常见的受累脏器。应注意询问患者服毒时间、服毒量，患者近来情绪、生活、工作情况等。

(二)临床表现

1. 呼吸系统　肺损伤是最严重、最突出的表现。小剂量中毒患者，早期可无呼吸系统症状或仅有咳嗽、咳痰、呼吸困难、发绀、胸闷、胸痛，双肺可闻及干、湿啰音。大剂量中毒患者，可在24~48 h内出现呼吸困难、发绀、肺水肿、肺出血，常在1~3天内死于ARDS。部分患者急性中毒症状控制后1~2周内，可发生进行性肺间质纤维化，再次出现进行性呼吸困难，最终因呼吸衰竭而死亡。

2. 消化系统　口腔、咽喉部烧灼感。舌、咽、食管及胃黏膜糜烂、溃疡、出血，吞咽困难、恶心、呕吐、腹痛、腹泻甚至呕血、便血和胃穿孔。部分患者于中毒后2~3天，出现肝大、黄疸和肝功能异常等中毒性肝病表现。

3. 泌尿系统　中毒后2~3天可出现尿急、尿频、尿痛和尿常规异常，血肌酐和尿素氮升高，严重者发生急性肾衰竭。

4. 中枢神经系统　出现幻觉、头晕、头痛、抽搐、昏迷等。

5. 局部刺激反应　①皮肤接触部位发生接触性皮炎、皮肤灼伤，表现为暗红斑、水泡、溃疡等。②经呼吸道吸入后，产生鼻、咽、喉刺激症状并出现鼻出血等。③眼睛接触药物则引起结膜、角膜灼伤，并形成溃疡。④高浓度百草枯污染指甲，指甲可出现褪色、断裂甚至脱落。

6. 其他　可有发热、纵隔及皮下气肿、贫血、心肌损害等。

(三)辅助检查

1. 血、尿百草枯含量测定　血清百草枯检查有助于判断病情的严重程度和预后，采血时间必须是患者摄入百草枯4 h后，标本用塑料管保存，不能用玻璃试管。如血中百草枯浓度>30 mg/L，则预后极差。如一次尿液检测不出，可再过2 h再次监测。

2. 动脉血气分析　可表现为低氧血症、代谢性酸中毒、呼吸性碱中毒等。

3. 肝功能　转氨酶升高。

4. 肾功能　血肌酐、尿素氮升高。

5. 心电图　表现心动过速或过缓、心律失常、Q-T间期延长、ST段下移等。

三、救治与护理

(一)急救原则

急性百草枯中毒目前尚无特效解毒药物，治疗以减少毒物吸收、促进体内毒物清除和对症支持治疗为主。

1. 现场急救　一旦发现中毒患者，立即给予催吐并口服白陶土悬液，或就地取泥浆水100~200 mL口服。

2. 减少毒物吸收

（1）清洗：皮肤接触者，立即脱去被百草枯污染或呕吐物污染的衣服，用清水和肥皂水彻底清洗皮肤、毛发，不要造成皮肤损伤，防止增加毒物的吸收。眼部被污染时立即用流动的清水持续冲洗15~20 min。

（2）洗胃、吸附：用白陶土水洗胃后，口服药用炭或15%的漂白土等吸附剂以减少毒物的吸收。由于百草枯有腐蚀性，洗胃时应避免动作过大导致食管或胃穿孔。

（3）导泻：20%甘露醇加等量水稀释或用33%硫酸镁溶液100 mL口服导泻。

3. 促进已经吸收毒物排出

（1）补液利尿：百草枯急性中毒者都存在脱水，适当补液联合静脉注射利尿剂（呋塞米）有利于维持循环血量与尿量[1~2 mL/(kg·h)]，对于肾功能的维护及百草枯的排泄都有益。需关注患者的心肺功能、电解质及尿量情况。

（2）血液净化：患者服毒后6~12 h内进行血液灌流或血液透析。

4. 防止肺损伤和肺纤维化　①肾上腺糖皮质激素：早期、大剂量应用，可延缓肺纤维化的发生，降低百草枯中毒的死亡率。中、重度中毒患者可使用环磷酰胺。②自由基清除剂：尽早按医嘱给予，如还原性谷胱甘肽、茶多酚、维生素 C 或维生素 E 等。③氧疗：高浓度氧气吸入，或使用呼气末正压通气给氧。肺损伤早期，给予正压机械通气联合激素应用，对百草枯中毒引起的难治性低氧血症具有良好效果。

（二）护理要点

1. 严密观察病情　严密观察患者的生命体征、意识、瞳孔等变化，尤其要注意患者的呼吸和血氧饱和度情况。经常询问患者有无胸闷、胸痛、头晕、乏力等不适症状，及时发现感染、出血、恶心、呕吐等并发症。鼓励患者深呼吸和有效咳嗽，保持呼吸道通畅，防止发生肺部感染。

2. 加强口腔护理　应用冰硼散、珍珠粉等喷洒于口腔创面，促进愈合，减少感染的机会。

3. 饮食护理　除早期有消化道穿孔的患者外，均应给予流质饮食，并给予质子泵抑制剂等保护消化道黏膜，防止食管粘连、缩窄。

4. 保护重要脏器　保护肝、肾、心脏功能，防止肺水肿，积极控制感染。出现肾衰竭、肝功能受损，提示预后极差，应积极给予相应的治疗措施。

5. 心理护理　对服药自杀患者，应做好心理疏导，取得患者信任，同时加强防护，以防再次自杀。积极与患者家属沟通，赢得家庭最大支持，使患者树立生活信心。

6. 健康教育

（1）加强百草枯使用与保管，减少误服后吸收，降低危害程度。未用完的百草枯溶液，要及时回收；家庭百草枯溶液应加强保管，避免儿童、幼儿误服和高危人群接触。

（2）加强培训，使基层医务人员熟悉急性百草枯中毒的临床表现及诊断标准，一旦发生中毒应该早期诊治，及时抢救。

（3）由于百草枯的肺损伤特点，存活者应进行至少半年的随访，注意复查肺、肝、肾功能。

（胡　姝）

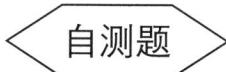

自测题

选择题

1. 中年女性患者，中午自服 1605 半水杯，晚 7 时家人发现，来院急诊。查体：烦躁不合作，口角流涎，出汗，心率 64 次 / 分，呼吸 28 次 / 分，瞳孔直径 1.5 mm。患者不宜选用
   A. 催吐
   B. 1∶5000 高锰酸钾
   C. 吸氧
   D. 洗胃后由胃管灌入 50% 硫酸镁溶液导泻
   E. 遵医嘱立即注射阿托品

2. 男，42 岁，因一氧化碳中毒一天入院。查体：深昏迷，呼吸尚规则，余无异常。为了加快一氧化碳的排出，宜采用的最佳治疗是
   A. 高浓度给氧
   B. 持续低流量给氧
   C. 上呼吸机
   D. 高压氧治疗
   E. 呼吸兴奋剂使用

（3～5 题共用一个题干）

患者，男，47 岁，农民，在田间喷洒农药 3 h，昏倒在地，现场人员将患者急送医院。查体：血压 90/60 mmHg，呼吸 24 次 / 分钟，昏迷，角膜反射消失，瞳孔如针尖大，呼气有蒜

味,多汗,流涎,两肺布湿啰音,肌肉间断颤动。

3. 若要确定诊断,最有价值的检查是
   - A. 血红蛋白测定
   - B. 脑血管造影
   - C. 头颅 X 线检查
   - D. 全血胆碱酯酶活力测定
   - E. 头颅 CT 或 MRI 检查

4. 对患者的处理不应该包括
   - A. 立即脱去患者的外衣
   - B. 反复用肥皂水清洗皮肤、头发和指甲缝隙
   - C. 用清水反复洗胃
   - D. 根据医嘱给予阿托品
   - E. 给氧

5. 在用药过程中患者病情好转,意识逐渐清醒,但突然患者出现烦躁不安、谵妄、瞳孔扩大,患者最可能发生了
   - A. 阿托品用量不足
   - B. 阿托品化
   - C. 阿托品中毒
   - D. 脑出血
   - E. 脑梗死

第七章 意外伤害患者的救护

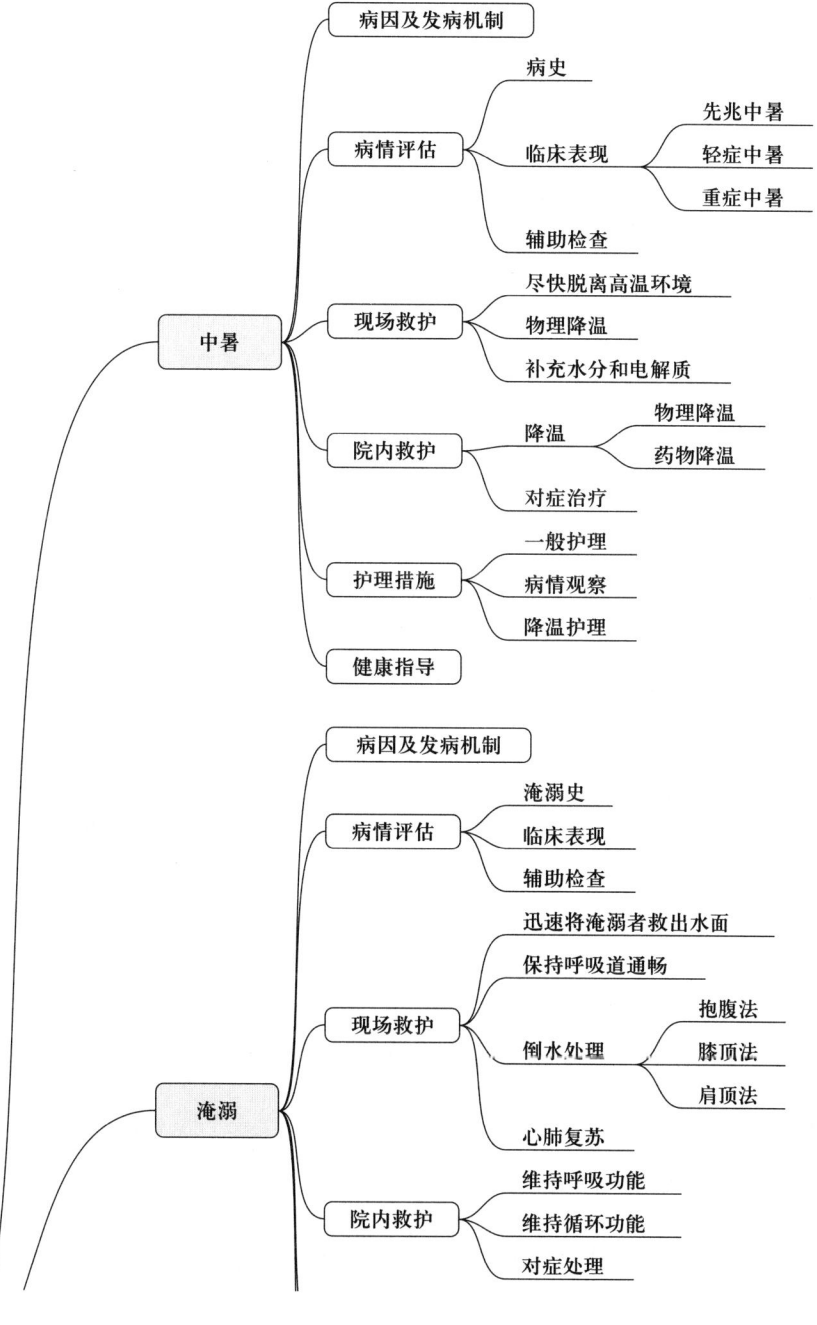

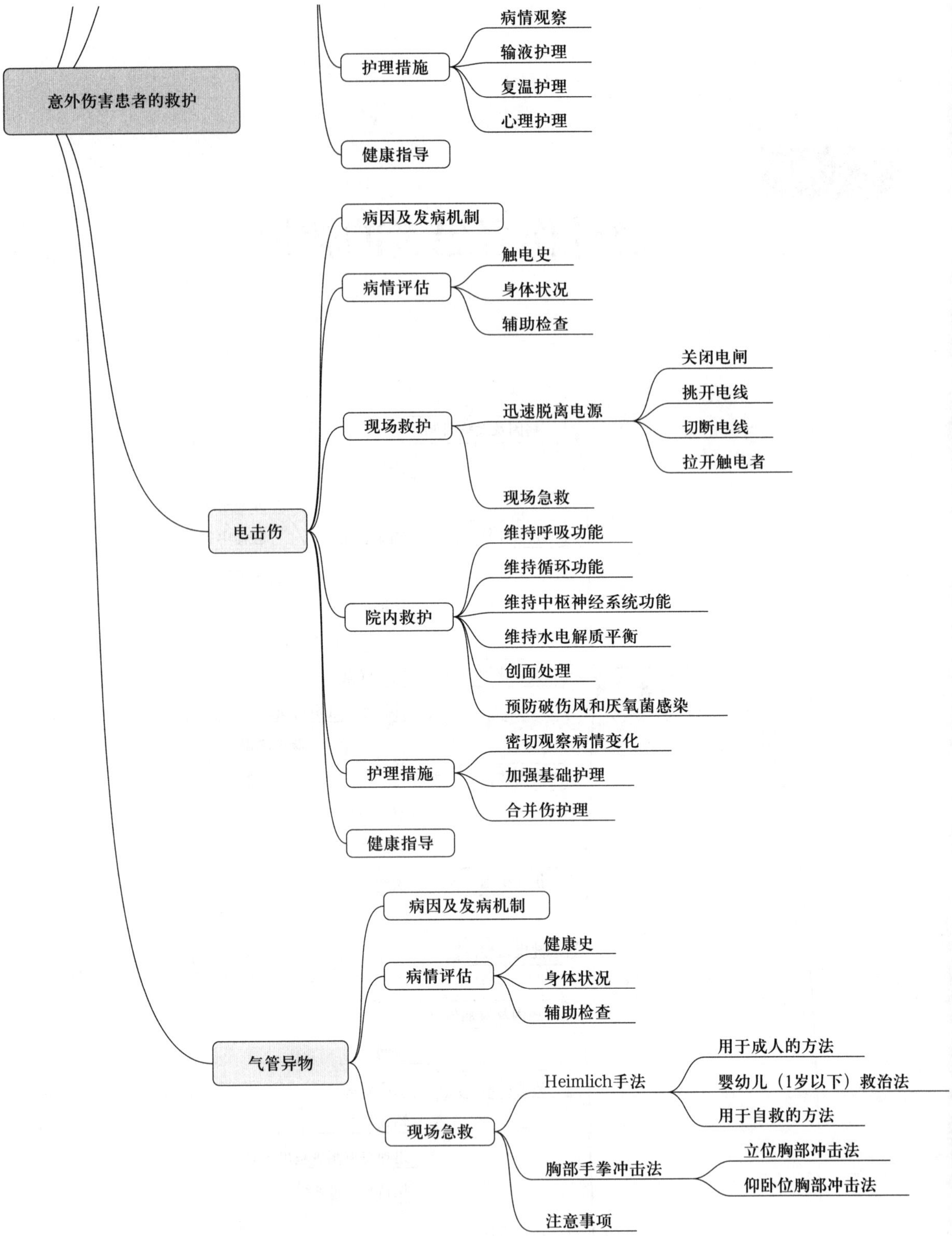

```
意外伤害患者的救护
├─ 护理措施
│  ├─ 病情观察
│  ├─ 输液护理
│  ├─ 复温护理
│  └─ 心理护理
├─ 健康指导
│
├─ 电击伤
│  ├─ 病因及发病机制
│  ├─ 病情评估
│  │  ├─ 触电史
│  │  ├─ 身体状况
│  │  └─ 辅助检查
│  ├─ 现场救护
│  │  ├─ 迅速脱离电源
│  │  │  ├─ 关闭电闸
│  │  │  ├─ 挑开电线
│  │  │  ├─ 切断电线
│  │  │  └─ 拉开触电者
│  │  └─ 现场急救
│  ├─ 院内救护
│  │  ├─ 维持呼吸功能
│  │  ├─ 维持循环功能
│  │  ├─ 维持中枢神经系统功能
│  │  ├─ 维持水电解质平衡
│  │  ├─ 创面处理
│  │  └─ 预防破伤风和厌氧菌感染
│  ├─ 护理措施
│  │  ├─ 密切观察病情变化
│  │  ├─ 加强基础护理
│  │  └─ 合并伤护理
│  └─ 健康指导
│
└─ 气管异物
   ├─ 病因及发病机制
   ├─ 病情评估
   │  ├─ 健康史
   │  ├─ 身体状况
   │  └─ 辅助检查
   └─ 现场急救
      ├─ Heimlich手法
      │  ├─ 用于成人的方法
      │  ├─ 婴幼儿（1岁以下）救治法
      │  └─ 用于自救的方法
      ├─ 胸部手拳冲击法
      │  ├─ 立位胸部冲击法
      │  └─ 仰卧位胸部冲击法
      └─ 注意事项
```

学习目标

1. 知道中暑、淹溺、电击伤的概念。
2. 熟记中暑、淹溺、电击伤、气管异物的现场急救措施。
3. 知道中暑、淹溺、电击伤、气管异物的临床表现及防范措施。

第一节 中 暑

案例 7-1

患者，男，26岁。夏天在篮球场打球3 h后喝了大量的矿泉水，随即出现四肢、腹部肌肉阵发性痉挛、疼痛。同伴立即为其拨打了"120"急救电话。

思考：
1. 请问该患者的初步诊断是什么？
2. 现场该对患者采取什么救护措施？

中暑是指在高温或热辐射的长时间作用下，引起机体体温调节发生障碍，汗腺功能衰竭，水、电解质代谢紊乱，神经系统和循环系统功能受损的一种急性疾病。它是一种威胁生命的急症，可因中枢神经系统和循环功能障碍导致死亡、永久性脑损害或肾衰竭。临床上依照症状轻、重分为先兆中暑、轻症中暑和重症中暑。根据发病机制和临床表现不同，重症中暑可分为热痉挛、热衰竭和热射病。2010年7月，"中暑"被列入了国家法定职业病目录。

一、病因及发病机制

（一）病因

1. **机体产热增加** 在高温或在强热辐射下从事长时间劳动，机体产热增加，容易发生热蓄积，如果没有足够的防暑降温措施，就容易发生中暑。孕妇及肥胖者产热增加。
2. **机体散热减少** 在湿度较高和通风不良的环境下从事重体力劳动也可发生中暑。
3. **机体热适应能力下降** 热负荷增加时，机体会产生应激反应，通过神经内分泌的各种反射调节来适应环境变化，维持正常的生命活动，当机体这种调节能力下降时，对热的适应能力下降，机体容易发生代谢紊乱而发生中暑。如心血管疾病、糖尿病、甲亢、年老体弱、久病卧床者及长时间在恒温条件下工作的人。

中暑发生与3个环境因素密切相关：高温、高湿、无风环境。中暑的气象阈值：日平均气温 >30 ℃或相对湿度 >73%。当气温和湿度条件同时存在时，中暑发生率明显增加；日最高气温 >37 ℃时，中暑人数急剧增加。

（二）发病机制

正常人体在下丘脑体温调节中枢的控制下，体内产热与散热处于动态平衡，体温维持在37 ℃左右。当环境温度在35 ℃以下时，通过辐射、传导与对流途径散发的热量约占人体总散热量的70%。当空气干燥、气温超过35 ℃时，蒸发散热几乎成为机体最重要也是唯一的散热方式。当机体产热大于散热或散热受阻，则体内就有过量热蓄积，产生高热，引起组织损害和器官功能障碍。

当外界环境温度增高时，机体大量出汗，引起失水、失盐。当机体以失盐为主或仅补充大量水而补盐不足造成低钠、低氯血症，导致肌肉痉挛，发生热痉挛；大量液体丧失会导致失水、血液浓缩、血容量不足，若同时发生血管舒缩功能障碍，则易发生外周循环衰竭，导致热衰竭。当外界环境增高，机体散热绝对或相对不足时，汗腺疲劳，引起体温调节中枢功能障碍，致体温急剧增高，产生严重的生理和生化异常而发生热射病。

二、病情评估

（一）病史

重点询问患者发病前所处的环境，有无长时间在高温、高湿或热辐射的环境下从事繁重的劳动或运动，有无足够的防暑措施；有无不利散热的因素存在；是否使用过相关药物；既往的健康状况、有无慢性疾病等。

（二）临床表现

根据我国《职业性中暑诊断标准》（GB 11508—1989），可将中暑分为以下三级：

1. 先兆中暑　患者在高温环境中劳动一定时间后，出现头晕、头痛、口渴、多汗、全身疲乏、心悸、注意力不集中、动作不协调等症状，体温正常或略有升高，一般不超过 38.5 ℃。如能及时脱离高温环境，经短时间休息后症状可很快消除。

2. 轻症中暑　除先兆中暑的症状加重外，还出现面色潮红、大量出汗、脉搏快速等表现，体温升高至 38.5 ℃ 甚至以上。还可有早期周围器官循环衰竭的表现，如恶心、呕吐、面色苍白、四肢湿冷、脉搏细速、血压下降等。一般在适当休息和及时有效的处理后，能较快恢复正常。

3. 重症中暑　分为热痉挛、热衰竭和热射病三型，也可出现混合型。

（1）热痉挛：是一种短暂、间歇发作的肌肉痉挛。因大量出汗，仅补充水分而补盐不足，造成低钠、低氯血症。主要表现为短暂性、间歇性的肌肉痉挛、疼痛及四肢无力。好发于活动较多的四肢肌肉及腹肌等，尤以腓肠肌痉挛最常见。常呈对称性，时而发作，时而缓解。患者意识清，体温一般正常。热痉挛常发生在高温环境中强体力劳动后的青年人。

（2）热衰竭：此型最常见。起病迅速，主要表现为头晕、头痛、口渴、恶心、呕吐，继而胸闷、皮肤湿冷、血压下降、脉搏细弱，可有意识模糊或晕厥。体温稍高或正常。多见于热适应能力差的人群，体内常无过量热蓄积，如老年人、儿童、孕妇、慢性病患者。

（3）热射病：此型最严重，亦称中暑性高热，常发生在持续高温季节。由于在烈日下较长时间曝晒且头部无防护，引起脑组织充血、水肿，称为日射病，是热射病的一种特殊类型。临床表现为剧烈头痛、头晕、眼花、耳鸣、恶心、呕吐、烦躁不安，严重者会发生惊厥或昏迷。以"高热、无汗、意识障碍"为典型表现。其特点是在高温环境中突然发病，体温高达 40 ℃ 甚至以上，疾病早期大量出汗，继之"无汗"，可伴有皮肤干热及不同程度的意识障碍等。严重患者可出现休克、心力衰竭、肺水肿、脑水肿、肝衰竭、肾衰竭等并发症。多见于年老体弱或原有慢性疾病者。

（三）辅助检查

1. 血液检查　血尿素氮、血肌酐可升高。发病早期因脱水致血液浓缩可出现血红蛋白升高、血细胞比容增加。白细胞、中性粒细胞增高，其增高的程度与中暑的严重程度相关。血清电解质检查可有高钾、低钠、低氯血症。有凝血功能异常时，应考虑弥散性血管内凝血（disseminated intravascular coagulation，DIC）。

2. 尿检查　尿常规可有不同程度的蛋白尿、血尿、管型尿改变。应尽早发现器官出现严重功能障碍的证据。尿液分析有助于发现横纹肌溶解和急性肾衰竭。

3. 心电图　可见心律失常。

三、现场救护

中暑的急救原则为使患者尽快脱离高温环境、迅速降温、保护重要脏器功能。

（一）尽快脱离高温环境

迅速将患者搬离高温环境，安置在通风阴凉处或 20～25 ℃ 房间内，解开或脱去外衣，如衣服被汗水湿透应更换衣服，取平卧位。

（二）物理降温

反复用冷水擦洗患者全身，饮用含盐冰水或饮料，同时开电扇或空调，加速散热，直至体温降至 38 ℃ 以下。

（三）补充水分和电解质

轻者口服含盐饮料即可。对病情较重者，有条件的应尽快进行静脉输液补充水分和电解质。失水较多时应补充等渗葡萄糖；低钠血症者可静脉滴注生理盐水；重症低钠血症出现水中毒者，可静脉滴注3%的高渗盐水。中暑痉挛者，可静脉滴注5%葡萄糖盐水或10%葡萄糖酸钙。

先兆中暑和轻症中暑的患者经现场救护后一般即可恢复正常，重症中暑患者应立即转送医院救治。运送途中要积极进行物理降温，将冰袋敷于患者额头、腋窝、肘窝及腹股沟等部位，以保护大脑、心肺等重要脏器。

视频：
冰袋使用法

四、院内救护

（一）降温

降温是抢救重症中暑的关键，降温速度决定患者的预后。一般要求在1 h内使直肠温度降至38 ℃左右。降温措施包括物理降温和药物降温。

1. 物理降温

（1）环境降温：将患者安置在通风的阴凉处，使用电风扇吹风。有条件者可置于室温在20～25 ℃之间的空调室内。

（2）体表降温：①头部降温：将冰帽或冰槽置于患者头部，冰袋置于颈部，以降低进入颅内血液温度；②冰水或乙醇擦浴：用40%～50%乙醇或冰水擦拭全身皮肤，或在头部、颈部、腋窝、腹股沟等大血管走行处放置冰袋；③冰水浴：将中暑高热患者浸浴在4 ℃冰水中，并不断按摩四肢皮肤，使血管扩张，促进散热。浸浴时每10～15 min测肛温一次，肛温降至38 ℃时，停止冰水浴。

（3）体内降温：适用于重症中暑患者。①4～10 ℃的5%葡萄糖盐水1000 mL经股动脉向心性注入患者体内；②4～10 ℃的10%葡萄糖盐水1000 mL注入患者胃内或给患者灌肠；③4 ℃葡萄糖生理盐水1000～2000 mL静脉滴注，滴注速度不宜过快，30～40滴/分，持续5～10 min，待患者适应低温后再增快速度，防止心脏内温度变化太快而诱发心律失常。

2. 药物降温　药物降温应与物理降温同时进行。药物降温可防止肌肉震颤，减少机体分解代谢，减少机体产热，扩张周围血管加速散热。重症患者可用，①氯丙嗪：25～50 mg稀释在4 ℃ 500 mL葡萄糖盐水内，快速静脉滴注，2 h内滴注完毕。氯丙嗪具有调节体温中枢、扩张血管、松弛肌肉、降低氧耗的作用。但低血压患者禁用。②地塞米松：10～20 mg静脉注射，既能改善机体反应性，又有助于降温，并能预防脑水肿。③人工冬眠：氯丙嗪25 mg+派替啶50 mg+异丙嗪25 mg，静滴，如1 h无反应，可重复使用一次，同时注意观察患者血压、呼吸变化。适用于高热伴有惊厥者。

（二）对症治疗

1. 改善周围循环，预防休克发生　根据患者脱水的性质和程度，鼓励患者饮用含盐的饮料或冰水，酌情静脉输入5%葡萄糖盐水1500～2000 mL，但速度不宜过快，以防发生心力衰竭。热痉挛患者主要为钠丢失过多所致，应及时补钠，必要时可静脉注射10%葡萄糖酸钙10～20 mL。纠正酸中毒，可酌情静脉滴入5%碳酸氢钠200～250 mL。

2. 预防脑水肿　对意识障碍、烦躁不安、抽搐的患者，可用地西泮10～20 mg加入10%葡萄糖20 mL中静脉注射。颅内压增高的患者，可静脉快速滴注20%甘露醇250 mL，每4～6 h一次。

3. 防止DIC　山莨菪碱（654-2）10～20 mg稀释在5%葡萄糖盐水500 mL内，静脉滴注可改善微循环，防止弥散性血管内凝血（DIC）的发生。

4. 防止肾衰竭　中暑高热时，由于大量水分自汗液排出，血液浓缩，心排血量降低，造成肾小球滤过率降低，易导致肾衰竭。应早期使用20%甘露醇250 mL静脉滴注及呋塞米20 mg静脉注射，保持每小时尿量在30 mL以上。

五、护理措施

（一）一般护理

1. 调节室温　病室阴凉通风，控制室温在 20～25 ℃，使患者体温尽快恢复正常。
2. 饮食护理　因高热患者处于高代谢状态，应加强营养，保证其生理需求。
3. 口腔护理　对高热、昏迷患者应及时做好口腔护理，以防口腔感染及并发症的发生。
4. 皮肤护理　由于高热患者大量出汗，应及时更换衣裤、被褥，保持皮肤清洁干燥，定时翻身以防压疮。
5. 保持呼吸道通畅　休克患者应取平卧位，头偏向一侧，保持呼吸道通畅，及时清理呼吸道分泌物，给予氧气吸入，必要时给予呼吸机支持呼吸。
6. 惊厥护理　应置高热惊厥患者于保护床内，防止坠床和碰伤。必要时口腔放置牙垫，预防舌咬伤。

（二）病情观察

密切观察患者的生命体征、神志、瞳孔、尿量，记录 24 h 出入量。在降温过程中应密切监测肛温，每 15～30 min 测一次肛温，体温降至 38 ℃左右应停止降温，维持体温不再回升。同时密切观察患者重要脏器的功能，积极预防并发症，发现病情变化及时报告医师给予紧急处理。

（三）降温护理

1. 冰帽、冰槽及冰袋降温　①放置部位应准确并及时更换；②用冷时间最长不超过 30 min，需要时休息 60 min 后再次使用；③每半小时测量生命体征一次；④注意观察降温部位的皮肤变化，每 10 min 观察一次局部皮肤的颜色，冰帽、冰槽降温时，尤其注意患者耳郭部位有无发绀、麻木及冻伤发生。
2. 冰水和乙醇擦浴　擦浴应采用拍打式手法擦拭背、臀及四肢，而不宜用摩擦式手法，因摩擦式手法易产热。擦浴前应在头部放置冰袋，以减轻头部因充血引起的不适，足底应放置热水袋以增加擦浴效果。胸部、腹部及阴囊处禁止擦拭。同时注意遮挡患者，保护患者隐私。
3. 冰水浴　冰水浸浴时，浸泡过程中应不断用力按摩患者颈、躯干及四肢肌肉，使皮肤潮红，加速散热，以防止周围血管收缩，导致皮肤血流淤滞。浸浴的同时注意监测患者的脉搏、呼吸、血压。新生儿、昏迷、休克、心力衰竭、体弱或伴心血管基础疾病者，不能耐受 4 ℃冰浴，应禁用。
4. 体内降温　静脉输注冰葡萄糖盐水时，开始速度不宜过快，以 30～40 滴/分为宜，避免诱发心律失常。

六、健康指导

1. 加强防暑降温的宣传。高温环境下加强自我保健意识，注意防暑降温。一旦出现先兆症状，及时采取措施。
2. 高温作业人员在夏季来临前做体格检查，对心脏病、高血压、肝肾疾病等慢性病患者及年老体弱者，尽量避免高温作业。
3. 高温作业部门应按规定改善劳动条件，实施劳动安全保护措施；夏季田间劳动者应戴草帽，要有一定的时间到阴凉处休息，出汗多时应及时补充含盐饮料。
4. 注意个人清洁卫生，勤洗澡、勤擦身，保持汗腺的排汗功能正常。
5. 野外工作者、外出旅游等，应注意带上防暑工具，防止热源直接辐射，并保证充足的休息与睡眠，适当补充水分和盐类，如凉盐开水、绿豆汤、酸梅汤等，饮食要增加维生素 C 的含量。

第二节 淹　　溺

> **案例 7-2**　林某，男，36岁。某日下午3点与朋友一起到海边游泳发生淹溺，被人发现后将其救至岸边，拨打"120"急救电话求救。患者口唇青紫、意识已丧失、全身湿冷、脉搏细弱、上腹微膨隆。
>
> 思考：
> 1. 请问该患者的初步诊断是什么？
> 2. 现场该采取什么措施对患者进行抢救？

淹溺又称溺水，是指人淹没于水或其他液体中，呼吸道被水、污泥、杂草等杂质堵塞，引起换气功能障碍、反射性喉头痉挛而缺氧、窒息，吸收到血液循环的水或其他液体引起血液渗透压改变、电解质紊乱和组织损害，严重者如抢救不及时可导致呼吸、心搏骤停而死亡。国际复苏联合委员会定义淹溺为一种淹没或浸润于液态介质中导致呼吸障碍的过程。淹溺是意外死亡的常见原因之一，每年全球有将近45 000人因淹溺而死亡。在我国，淹溺通常在湖泊或河流多的水域以及在夏季发生，是儿童伤害死亡的首位原因。

一、病因及发病机制

（一）病因

1. 缺乏游泳能力而意外落水者。
2. 游泳过程中原有疾病发作、突然发生颅脑外伤或潜水意外导致意识障碍。
3. 潜水用具故障，发生潜水病；潜水时间过长体力不支；被异物缠绕或肢体抽搐。
4. 误入湿地、粪池、污水池、化学物质储存池中。
5. 其他　游泳前过量饮酒或服用过量镇静药物、初学游泳及自杀者等。

（二）发病机制

人淹没于水中后，本能地进行屏气，避免水进入呼吸道。因缺氧不能继续屏气而被迫呼吸，水随着吸气而进入呼吸道和肺泡，或者因受强烈刺激引起喉痉挛，阻滞气体交换，引起严重缺氧、高碳酸血症和代谢性酸中毒。根据发病机制，淹溺可分为干性淹溺和湿性淹溺两类。

1. 干性淹溺　人入水后，因受强烈刺激（惊慌、恐惧、寒冷等），引起喉头痉挛，以致呼吸道完全梗阻，导致窒息死亡。呼吸道和肺泡很少或无水吸入，约占淹溺者的10%。当喉头痉挛时，心脏可反射性地停搏，也可因窒息、心肌严重缺氧而致心脏停搏。

2. 湿性淹溺　人入水后，喉部肌肉松弛，大量水分被吸入呼吸道和肺泡，造成窒息。患者在数秒后意识丧失，继而呼吸停止，心室颤动，约占淹溺者的90%。根据发生水域不同，分为淡水淹溺和海水淹溺。

（1）淡水淹溺：淡水是指江、河及湖泊水，含极少量电解质，属于低渗性液体。当低渗液吸入呼吸道进入肺泡后，迅速经肺毛细血管进入血液循环，使血容量急剧增加，可引起肺水肿和心力衰竭；低渗性液体还可使血液稀释，渗透压下降，红细胞肿胀、破裂，发生溶血，大量钾离子和血红蛋白被释放至血浆中，引起高钾血症和血红蛋白血症。过量的血红蛋白可堵塞肾小管导致急性肾衰竭，高血钾可导致心搏骤停而死亡。大量的淡水进入血循环稀释血液还可导致低氯血症和低钠血症。

（2）海水淹溺：海水中含有3.5%氯化钠和大量的钙盐、镁盐，为高渗性液体。当海水吸入肺泡后，其高渗透压使肺毛细血管内的水分大量渗入肺泡内，引起急性肺水肿，阻碍气体交换，出现低氧血症。由于血管内液体进入肺泡，可出现血液浓缩、血容量降低、高钠及高氯血症。海水中的钙盐、镁盐吸收可引起高钙和高镁血症。高钙血症可导致心律失常或传导阻滞，甚至心脏停搏。高镁血症可抑制中枢和周围神经，导致血管扩张和血压降低。

二、病情评估

（一）淹溺史

应向知情者详细了解淹溺发生的时间、地点、水源性质，既往有无癫痫、精神疾病、糖尿病等慢性病，以利于指导现场急救，提高抢救成功率。

（二）临床表现

淹溺者多数表现为神志丧失、呼吸停止和大动脉搏动消失，处于临床死亡状态。若淹溺者心搏未停止，则称为近乎淹溺。其病情轻重取决于溺水持续时间的长短、吸入水量的多少、吸入水的性质及器官损害的范围。

1. 轻症　神志清，呼吸、心搏存在，面色苍白，口唇青紫，恐惧。可有头痛、胸痛、咳嗽及视觉障碍。

2. 重症　口鼻充满泡沫、污物或外溢血性泡沫，眼球结膜充血，颜面肿胀，皮肤苍白，四肢厥冷、寒战，脉搏细弱，呼吸表浅或不规则，可有剧烈咳嗽，咳粉红色泡沫状痰，上腹部膨隆。肺部可闻及干、湿啰音。

3. 危重症　淹溺者出现意识丧失，或伴有抽搐、呼吸停止、心脏停搏。

（三）辅助检查

1. 血液检查　外周血白细胞总数和中性粒细胞增多，红细胞和血红蛋白因血液浓缩或稀释而有所不同。淡水淹溺者血钾增高，血钠、血氯下降；海水淹溺者血钠、血氯增高，血钾变化不明显，血中尿素增高。

2. 胸部X线　检查显示斑片状浸润，有时可出现典型肺水肿征象，如果胸部X线片异常加重或肺内阴影持续存在10天以上，则提示吸入水后继发细菌性肺炎。

3. 尿液检查　可出现蛋白尿、管型尿，发生溶血时可出现血红蛋白尿。

4. 心电图检查　可出现不同类型心律失常或ST-T改变。

三、现场救护

（一）迅速将淹溺者救出水面

救护淹溺者，应保持镇静，尽可能脱去衣裤，迅速游到溺水者附近，观察清楚位置后，从其后方施救。一手托着溺水者的头或颈，将面部托出水面，或抓住腋窝仰泳，将淹溺者救上岸。救护者应防止溺水者抱住自己，如被抱住，应放手下沉，与溺水者脱离，然后再救。

如救护者不会游泳，应立即投入救生圈、木板、长绳或长杆等，让淹溺者攀扶上岸。如现场无救生材料，应一边高呼求救，一边在周围积极寻找救生材料，加快急救。

> **知识链接**
>
> **溺水自救方法**
>
> 不会游泳者的自救：①落水后不要慌乱，一定要保持头脑清醒，紧急呼救；②取仰卧位，头部向后，使鼻部露出水面，呼气要浅，吸气要深（吸气时，人体比重降到0.967，比水略轻，可浮出水面；呼气时人体比重为1.057，比水略重）；③不要将手上举

或拼命挣扎，这样会使身体下沉得更快。

会游泳者的自救：①如果发生小腿抽筋，要保持镇静，及时呼救，采取仰泳位，用手将抽筋腿的脚趾向背侧弯曲，可使痉挛松解，然后慢慢游向岸边。②如果手腕肌肉抽筋，自己可将手指上下屈伸，并采取仰面位，以两足游泳。

（二）保持呼吸道通畅

应立即清除其口、鼻腔内的水、泥及污物，用手帕裹着手指将伤员舌拉出口外，解开衣扣、领口及腰带，以保持呼吸道通畅。

（三）倒水处理

可用下列方法迅速倒出溺水者呼吸道和胃内积水。

1. 抱腹法　急救者从溺水者背后双手抱住其腰腹部，使淹溺者背部在上，头胸部下垂，摇晃溺水者，以利于倒水（图7-1）。

2. 膝顶法　急救者取半蹲位，一腿跪地，另一腿屈膝，将淹溺者腹部横置于救护者屈膝的大腿上，使其头部下垂，并用手按压其背部，进行倒水（图7-2）。

3. 肩顶法　急救者抱住淹溺者的双腿，将其腹部放在急救者的肩部，使其头胸下垂，急救者快速奔跑，使积水倒出（图7-3）。

倒水时注意使溺水者头、胸部保持下垂位置，以利于积水倒出。切忌倒水时间过长，以免影响现场心肺复苏。

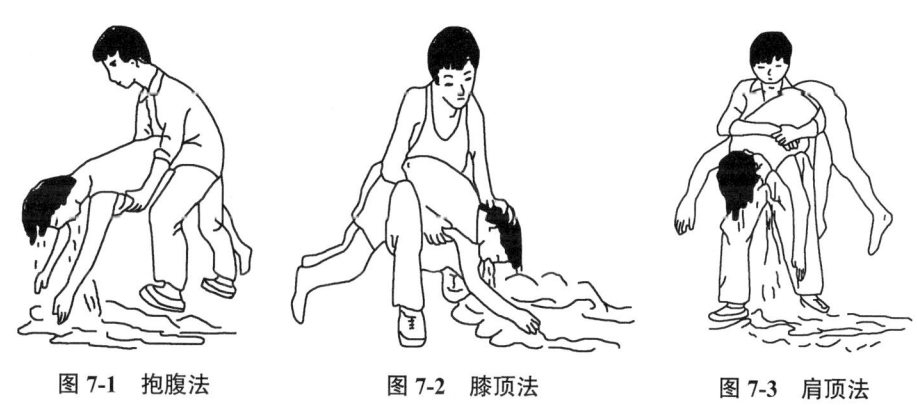

图7-1　抱腹法　　　　图7-2　膝顶法　　　　图7-3　肩顶法

（四）心肺复苏

呼吸心搏停止者，应立即对其进行心肺复苏。经现场初步处理后，迅速将溺水者转运至医院进一步救治，转运途中应严密观察患者的病情变化，发现异常及时救治处理。

四、院内救护

轻症患者，神志清楚，无缺氧，胸片正常者，留院观察，做一般处理。重症患者，迅速将其安置于抢救室中，换下湿衣裤，注意保暖。必要时可给予热疗，以促进复温。

（一）维持呼吸功能

保持呼吸道通畅是维持呼吸功能的前提。及时、安全地清除淹溺者呼吸道内的分泌物。对有自主呼吸者可给予高流量吸氧。对无自主呼吸者，应行气管插管或气管切开，辅助机械通气治疗。静脉注射呼吸兴奋剂，如洛贝林、尼可刹米等。

（二）维持循环功能

现场复苏仍无心搏的患者，应继续胸外心脏按压，有室颤的给予除颤，必要时可行开胸心脏按压术。患者心搏恢复后，常出现血压不稳或低血压状态，应注意监测有无低血容量，为掌握输液的量和速度，有条件者可行中心静脉压监测，并将中心静脉压、动脉压和尿量结合起来以分析、指导输液治疗。

（三）对症处理

1. **纠正低血容量**　海水淹溺者，不宜输入生理盐水，可静脉滴注5%葡萄糖溶液或低分子右旋糖酐以稀释被浓缩的血液和增加血容量；淡水淹溺如血液稀释严重应限制给水，可静脉滴注3%氯化钠溶液500 mL，必要时重复使用1次。

2. **防治脑水肿**　使用肾上腺皮质激素和脱水剂，如20%甘露醇、呋塞米、地塞米松等。

3. **防治肺水肿**　在采取加压给氧的同时，用20%~30%的乙醇湿化吸氧，以促进塌陷的肺泡复张，改善气体交换，纠正缺氧，减轻肺水肿。并可酌情选用强心剂、利尿剂等药物以减轻肺水肿。

4. **防治肺部感染**　由于淹溺时泥沙、杂物、呕吐物、水草等异物被吸入呼吸道，容易发生肺部感染，应给予适当抗生素预防或治疗。

5. **纠正水、电解质紊乱和酸碱失衡**　监测患者24 h出入量、血气及电解质情况，以指导治疗，保持水电解质平衡。淡水淹溺者，适当限制入水量，并积极补充氯化钠溶液；海水淹溺者，因血容量低，不宜过分限制入水量，并注意补液，纠正低血容量；根据患者病情，酌情补充碳酸氢钠，以纠正代谢性酸中毒。

五、护理措施

（一）病情观察

1. 严密观察患者的神志及瞳孔变化，注意呼吸的频率、节律、深浅度的改变，判断有无呼吸困难及程度等。观察有无咳痰，痰的颜色、性质，听诊肺部有无啰音，监测心率及心律情况，测量血压和脉搏。

2. 注意监测尿的颜色、量、性质，准确记录尿量。

（二）输液护理

对海水淹溺者出现血液浓缩症状的，应及时给予5%葡萄糖和血浆液体等的输入，切忌输入生理盐水。对淡水淹溺者应严格控制输液速度，由小剂量、低速度开始，避免短时间内大量液体输入，加重血液稀释程度。

（三）复温护理

淹溺时，水温越低，人体的代谢率越低，存活机会越大。但是低温亦是淹溺者死亡的常见原因，在冷水中超过1 h复苏很难成功，特别是海水淹溺者。因此，复温对患者的预后非常重要。复温的方法有，①体表复温法：迅速将低体温者移入温暖环境，脱掉衣服、鞋袜，采取全身保暖措施。加盖棉被或毛毯，用热水袋（注意不要直接放在皮肤上，用垫子、衣服或毯子隔开，以防烫伤）放腋下及腹股沟，有条件者用电热毯包裹躯体，用热辐射（红外线和短波透热）进行复温等，也可将冻伤者浸入40~42 ℃温浴盆中，水温自34~35 ℃开始，5~10 min后提高水温到42 ℃，待肛温升到34 ℃，患者呼吸和心搏规则，停止加温。如患者意识存在，可给予温热饮料或少量酒，静脉滴注加温10%葡萄糖，有助于改善循环。②中心复温法：低体温严重者，除体表复温外，也可采用中心复温法，如采用加温加湿给氧、加温静脉输液（43 ℃）等方法。有条件可采用体外循环血液加温和腹膜透析。注意复温速度不能过快。

（四）心理护理

淹溺者常伴有紧张恐惧心理，应积极做好心理护理，稳定患者情绪，积极配合治疗。对于自杀淹溺的患者应尊重其隐私权，耐心做好劝说和疏导工作，注意引导其正确对待人生、事业、他人，使患者对今后的生活充满信心。同时做好其家属的思想工作，以协助护理人员使患者消除自杀念头。

六、健康指导

1. 通过多种途径（主题活动、大众媒体等），开展多层面的健康教育培训和宣传活动，向群众宣传溺水的危害，认识溺水的危险因素，提高防范意识，减少危险行为。

2. 小儿游泳时需有成人在场看护，心脑血管病患者、癫痫患者、饮酒后或服用镇静药物后避免游泳。

3. 危险场所应设置明显警示牌；公共游泳场必须设置深、浅水的醒目标志，天然游泳场还应除去杂草、淤泥等；游泳场应备有救生员和救生设备；水下作业人员应严格遵守水下操作规程。

4. 加强游泳安全知识，游泳前做好准备活动，避免腓肠肌痉挛；指导游泳者学会水中自救和互救技巧，出现心搏、呼吸骤停时如何实施口对口人工呼吸及胸外心脏按压等。

（蔡少莲）

第三节 电 击 伤

> **案例 7-3**
>
> 李女士，28 岁，于昨晚雷雨天气在树下避雨，不慎被电击中，突然倒地，意识丧失。
>
> **思考：**
> 1. 如果你是现场第一目击者，应如何紧急施救？
> 2. 在给该患者施救时应注意哪些事项？

电击伤（electric injury）又称触电，是指一定强度的电流或电能量（静电）通过人体，造成机体组织不同程度损伤或器官功能障碍，严重者可发生心搏和呼吸骤停。包括高压触电、低压触电、雷击伤和超高压触电。

一、病因及发病机制

（一）病因

1. **意外事故** 地震、火灾、水灾、风暴等造成电线断裂下落，家用电器使用过程中漏电，闪电、雷击时在山坡上或树下避雨或使用铁柄伞等。

2. **违反安全用电规程** 缺乏安全用电常识，违反操作规程，如在电线上挂晒衣物、违章处理带电电器、用湿手接触电器等。

3. **用电线路、设备未及时检修** 电线老化、破损，电器漏电，各种原因使电器的绝缘性能降低等。

4. **救护知识缺乏** 抢救触电者时抢救者直接用手去拉触电者，从而使抢救者触电。

5. **医源性触电** 如使用起搏器、心导管监护、内镜检查治疗时，如果仪器漏电，微电流直接流过心脏可导致触电。

（二）发病机制

电流对人体的伤害包括电流本身及电流转化为电能后的光和热效应两个方面，电击伤对人体的致命作用有两方面：一是电流作用于心脏，导致心室颤动，继而心脏停搏，这是低压触电的主要死亡原因；二是电流作用于延髓呼吸中枢，引起呼吸中枢抑制、麻痹，导致呼吸停止，常为高压触电死亡的主要原因。电流转换为热和光效应时对人体的影响则表现为高压电流造成人体的电烧伤。高电压可使局部组织温度在2000～4000 ℃。闪电为一种静电放电，在闪电的一瞬间温度更高，可迅速引起组织损伤和"炭化"。电流对人体的伤害和引起的病理改变极为复杂，但主要的发病机制是组织缺氧。

电击伤对人体造成的损害程度与电流类型、电流频率、电流强度、持续时间、电压大小及流经人体的途径有关。

1. 电流类型 电流分交流电和直流电两种，人体对它们的耐受程度各异。交流电较直流电危险，低频交流电对人体的危害比高频交流电危害要大。当电压过高时，直流电更危险，因其可导致肌肉强直性收缩，导致心搏骤停。

2. 电流强度 电压越高，流经人体的电流量越大，持续时间越长，对人体造成的损害就越严重。电流损伤的热效应与电流强度成正比。

3. 电压高低 电压越高，产生电流就越大，对人体的损害也越重。人体通过10 mA以上的电流就会有危险。直流电压在380 V以下极少引起伤亡事故；而交流电压在65 V以上即会造成触电危险。一般情况下，12 V、24 V、36 V是安全电压的三个级别。

4. 电阻大小 电阻越小，通过的电流越大，对人体的损害就越严重。身体不同部位由于水和电解质含量不同，电阻大小也不相同。电阻由小到大的组织为骨骼、脂肪、肌腱、皮肤、内脏、肌肉、血管、神经。

5. 电流通过人体的途径 电流通过人体的途径不同，对组织器官的损害危险程度也不同。电流通过中枢神经系统，会引起中枢神经系统功能严重失调甚至死亡。电流通过脊髓，会损害脊髓功能甚至引起截瘫。电流通过心脏，会引起心律失常甚至心搏骤停。因此，触电时凡电流经过心脏、脑干或脊髓者，均可导致严重后果。如电流从一脚进入，由另一脚流出，则危害性较小。

二、病情评估

（一）触电史

向触电者或陪同人员详细了解触电的经过，包括时间、地点、电源情况等，以指导救治，注意检查患者触电受伤情况。

（二）身体状况

1. 全身症状

（1）轻型：表现为精神紧张、面色苍白、表情呆滞、呼吸心搏增快，甚至可发生短暂意识丧失或晕厥。一般很快可恢复，恢复后可有肌肉疼痛、疲乏、头痛及神经兴奋状况。体格检查：无阳性体征。

（2）重型：神志清楚的患者可有恐惧、惊慌、心悸和呼吸频率增快；昏迷患者可出现肌肉抽搐、血压下降，呼吸心搏骤停直至死亡。体格检查：呼吸改变、心脏听诊异常。

2. 局部症状 主要表现为电流通过的部位出现电灼伤。

（1）低电压电击伤：伤口面积小，呈现灰白色或焦黄色，呈圆形或椭圆形，与健康皮肤分界清楚，边缘规则整齐，一般不损伤内脏，致残率低。

（2）高电压电击伤：伤口面积较大，可深达肌肉、骨骼，甚至使组织呈炭化状态，并伴有组织坏死。高压电流损伤时，因局部肌肉组织损伤、水肿、坏死，使肌肉筋膜下组织压力增加，常发生骨筋膜室综合征，表现为脉搏减弱、痛觉消失等。后果严重，烧伤致残率35%～60%。

3. 并发症 可有短期精神异常、心律失常、肢体瘫痪、继发性出血或血供障碍、局部组织坏死继发感染、急性肾衰竭、脑外伤、脊髓损伤、内脏损伤、肢体骨折、永久性失明或耳聋等。

（三）辅助检查

1. 临床生化检查　早期可有血清肌酸磷酸激酶（CPK）、同工酶（CK-MB）、乳酸脱氢酶（LDH）、谷氨酸草酰乙酸转氨酶（GOT）的活性增高，24～48 h达高峰，以后逐渐下降至正常。
2. 尿液检查　尿中可见血红蛋白或肌红蛋白。
3. 心电图检查　可表现为心室颤动、传导阻滞或房性、室性期前收缩。

三、现场救护

（一）迅速脱离电源

根据触电现场情况，采用最安全、最迅速的办法使触电者脱离电源。

1. 关闭电闸　迅速关闭电源或拔掉插座，并尽可能将保险盒打开、总电闸扳开，这是最简单、安全而有效的措施。
2. 挑开电线　用干燥木棒、竹竿等绝缘物品，挑开触及触电者的电线。并将挑开的电线妥当放置，以免再伤及他人。
3. 切断电线　如抢救者不能接近触电者，不便将电线挑开时，可用绝缘钳子、干燥的木柄刀、斧或锄头等斩断电线，使电流中断，并妥善处理电线断端。
4. 拉开触电者　如触电者俯卧在电线或漏电的电器上，上述方法不易使用时，可用干木棒将触电者拨离触电处；或用干燥绝缘的绳索套在触电者身上，将其拉离电源（图7-4）。

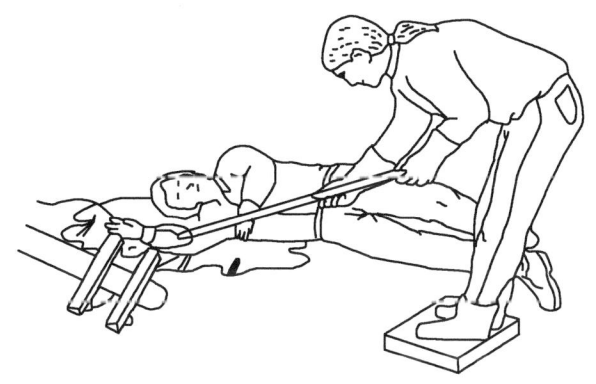

图7-4　拉开触电者方法

（二）现场急救

1. 若确定患者为呼吸、心搏停止的重型触电者，应立即进行现场心肺复苏。对于呼吸肌麻痹者，抢救时间要长，不要轻易放弃，应延长心肺复苏的时间，以争取伤者获救的机会。
2. 保护创面，防止再损伤、再污染。包扎伤口，一般不涂抹任何油膏或药物，用无菌敷料保护好创面待进一步处理。
3. 对神志清楚，仅感心慌、乏力和四肢麻木的轻型触电者，应就地休息，观察1～2 h，给予消除恐惧等心理护理。

现场抢救过程中一定注意：①避免给患者造成其他伤害。如果患者在高处触电时，应采取适当的安全措施，防止脱离电源后，从高处坠落造成骨折、创伤甚至死亡。②抢救者必须注意自身安全，未切断电源前不能用手牵拉触电者。

四、院内救护

（一）维持呼吸功能

及时清除呼吸道分泌物，保持呼吸道通畅，给予高流量氧气吸入。重症患者必要时行气管插管或气管切开，给予呼吸机进行机械通气。

（二）维持循环功能

由于电击伤可直接引起组织损伤及缺氧等因素，均可引起心肌损害和发生心律失常。应进行心电监护，发现心律失常及时进行抗心律失常药物治疗或电复律治疗，恢复心脏节律，增强心脏张力，维持有效循环。

（三）维持中枢神经系统功能

在心肺复苏的同时，可应用冰帽、冰袋降温，降低脑代谢，减轻脑水肿。并静脉滴注20%甘露醇、呋塞米、糖皮质激素以减轻脑水肿，应用ATP、辅酶A、细胞色素C等促进脑细胞代谢，维护脑细胞功能。

（四）维持水电解质平衡

注意监测患者液体出入量、电解质、血气情况，纠正水、电解质、酸碱失衡，可给予5%碳酸氢钠静脉滴注。

（五）创面处理

局部电烧伤的处理与烧伤处理相同。对创面彻底消毒后用无菌敷料包扎。局部坏死组织如与周围健康组织分界清楚，应在伤后3～6天及时切除焦痂。如病变较深，可行筋膜松解术或截肢。

（六）预防破伤风和厌氧菌感染

电击较深，组织损伤、坏死严重，易并发感染，除一般性化脓性感染外，还易发生气性坏疽及破伤风。可给予大剂量的青霉素7～10天防治感染，直至坏死组织被彻底清除。注射破伤风抗毒素预防破伤风。

五、护理措施

（一）密切观察病情变化

1. 观察生命体征及神志　密切观察患者的神志、瞳孔、体温、脉搏、呼吸及血压变化。对清醒者给予心理安慰，消除其恐惧心理，注意患者出现电击后精神兴奋状态，应强迫患者休息。对神志不清者，应防止坠床。

2. 循环功能监测　进行心电监护，注意观察心率和心律的变化，及时治疗心律失常。

3. 肾功能监测　严密观察尿液的量、颜色、密度、性质的变化。对严重肾功能损害或脑水肿使用利尿剂或脱水剂者，准确记录24h出入量。

4. 严密观察患肢　包括患肢有无水肿、肢体末梢循环、皮肤颜色、温度等。

（二）加强基础护理

保持床铺的清洁干燥，病情严重者做好口腔和皮肤护理，防止口腔炎症和压疮的发生。保持伤口敷料的清洁、干燥，防止脱落。每天补充足量的蔬菜和水果，保持大便通畅。适当加强肢体活动，改善局部血液循环。

（三）合并伤护理

因患者触电后从高空跌下或触电后弹离电源，常伴有颅脑损伤、气胸、血胸、内脏破裂、四肢骨折等，应及时配合医生做好抢救。

六、健康指导

1. 普及安全用电知识　使用各种电气设备时，应严格遵守操作规程，定期检查与维护；严格安全生产用电的管理，遵守用电操作规程，执行保护防范措施。

2. 学会用电自我保护　遇到火灾等意外事故，先切断电源。

3. 雷雨天不要在大树下、电线杆旁、空旷的高大建筑物中避雨，以防被雷电击伤。

（敖　欢）

第四节 气管异物

> **案例 7-4**
> 女，24岁，进食豆粒时不慎呛咳，突然出现咳嗽、气急、呼吸困难等症状。家人将其紧急送往医院，并在送医过程中不断拍打其胸口及背部。到达医院时已呈昏迷状态。
> **思考：**
> 1. 该患者家属途中的做法是否合适？
> 2. 如果你是现场第一目击者，应如何紧急施救？

气管异物是耳鼻喉科常见急症之一，多见于5岁以下儿童，偶见于成人。气管异物可导致气道受阻或气道肌肉痉挛，如诊疗不及时，轻者造成气管、支气管、肺部损害，重者因窒息死亡。

一、病因及发病机制

（一）病因

婴幼儿多有进食时哭笑、逗玩、惊吓等情况，因小儿咳嗽反射及喉防御反射功能不健全，异物易吸入气道。成年人大多发生在进餐时，因进食急促，进食伴有大笑或说话，或同时饮酒致咽喉部肌肉松弛，导致大块食物（肉块、豆类、骨头、鱼刺等）滑入气道；全身麻醉或昏迷患者，可因咽反射消失，易造成呕吐物或松动的牙齿吸入气道。常见的异物为花生米、瓜子、玉米粒、果冻等食品，或纽扣、硬币、小玩具等。

（二）发病机制

异物堵塞气管后，引起通气和换气功能障碍，严重者可因缺氧而导致呼吸心搏骤停。

二、病情评估

（一）健康史

简单询问病史，初步确定异物的种类、大小及发生气道阻塞的原因。

（二）身体状况

主要表现为剧烈呛咳、吸气性呼吸困难及发绀等。

1. 气道不完全阻塞

（1）特殊体征："V"型手势。异物吸入气道，伤病员感到极度不适，常常不由自主地以一手呈"V"字状紧贴于颈前喉部，苦不堪言，此即异物梗阻征象（图7-5）。

（2）患者可有咳嗽无力或剧烈刺激性咳嗽，喘气。

（3）面色青紫发绀，呼吸困难，张口吸气时可听见异物冲击性的高调哮鸣音。

2. 气道完全阻塞　较大异物堵住喉部、气道处，伤病员"V"型手势，面色灰暗、青紫、不能说话、不能咳嗽、不能呼吸，昏迷倒地，窒息，很快呼吸停止。

（三）辅助检查

1. X线检查　气管异物X线多无阳性体征，支气管异物常有纵

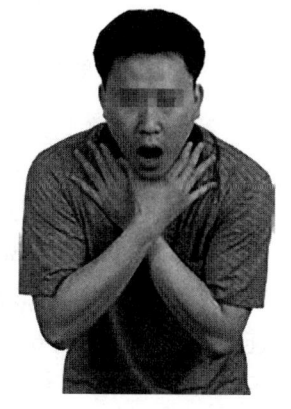

图 7-5　异物梗阻征象

隔摆动、膈肌升高、透光度降低、肋间隙变窄或增宽等表现。

2. 支气管镜检查　下述情况应做该项检查，以明确诊断。

（1）有异物吸入史，但缺乏体征和X线的典型临床表现。

（2）否认异物史，但有典型一侧支气管阻塞的临床及X线表现。

（3）有反复发作、久治不愈、不明原因的一侧肺不张或肺炎病变者。

三、现场急救

（一）Heimlich 手法

Heimlich 手法（又称腹部手拳冲击法）是冲击伤病员腹部及膈肌下软组织，产生向上的压力，压迫两肺下部，从而驱使肺部残留气体形成一股气流，长驱直入气管，将堵塞住气管、咽喉部的异物驱除。

1. 用于成人的方法

（1）立位腹部冲击法：适用于意识清醒的伤病员。①救护人员站在伤病员的背后，双臂环绕伤病员腰部，令伤病员弯腰，头部前倾；②一手握空心拳，拳眼顶住伤病员腹部正中线脐上方两横指处（图7-6）；③另一手紧握此拳，快速向内、向上作4～6次连续冲击，重复进行，直至异物排出；④伤病员应配合救护人员，低头张口，以便异物排出。

（2）仰卧位腹部冲击法：适用于意识不清的伤病员。①将伤病员置于仰卧位，头后仰，开放气道，救护人员骑跨在伤病员髋部两侧；②用一只手的掌根置于伤病员腹部正中线、脐上方两横指处，不要触及剑突。另一手直接放在第一只手背上，两手掌根重叠（图7-7）；③利用施救者身体的重量，快速向内、向上冲击腹部6～8次，重复动作；④检查口腔，如有异物被冲出，迅速用手将异物取出，注意避免损伤肝、脾等脏器。⑤检查呼吸、心搏，如无，立即心肺复苏。

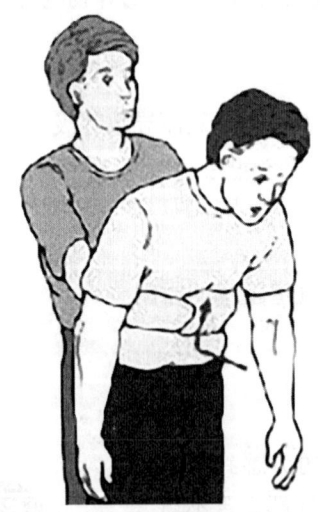
图7-6　立位腹部冲击法

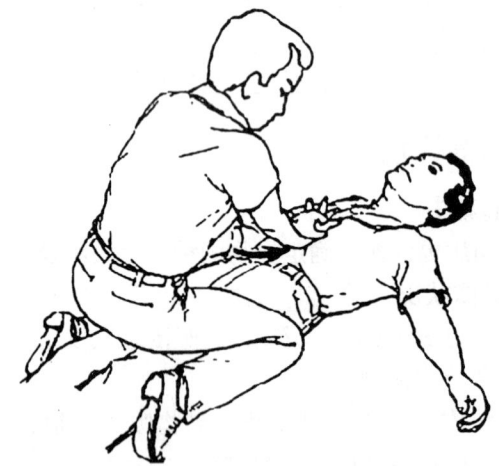
图7-7　仰卧位腹部冲击法

2. 婴幼儿（1岁以下）救治法

（1）背部叩击法：①施救者取坐位或跪姿，将婴儿的身体置于一侧的前臂上，同时手掌将后头颈部固定，头部低于躯干；②用另一手固定婴儿下颌角，并使婴儿头部轻度后仰，打开气道；③两前臂将婴儿固定，翻转呈俯卧位；④用手掌根向内、向上叩击婴儿背部两肩胛骨之间4～6次（图7-8）；⑤两手及前臂将婴儿固定，翻转为仰卧位；⑥快速冲击性按压婴儿两乳头连线下方水平4～6次（图7-9）；⑦检查口腔，如异物排出，迅速用手取出异物；⑧若阻塞未能排出，重复进行背部叩击和胸部冲击。

（2）胸部手指冲击法：以拍背的手支持婴儿的头部和背部，将婴儿翻转取仰卧位，抱持于施救者手臂弯中，头略低于躯干。施救者用中指和示指，放在患儿两乳头连线与胸骨正中线交界点下一横指处，快速向上冲击压迫，重复冲压，直至异物排出。必要时可与背部叩击法交替使用（图 7-9）。

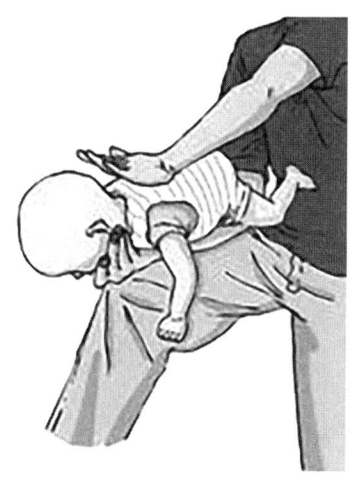

图 7-8　背部叩击法

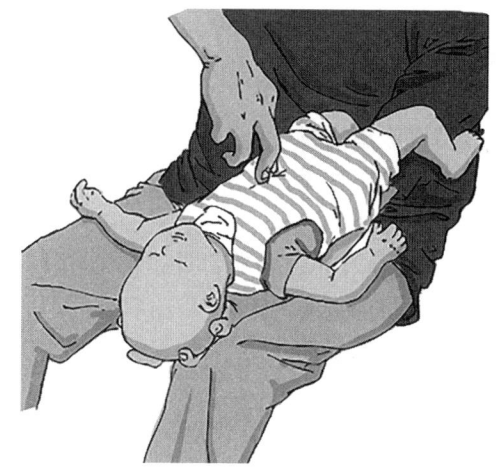

图 7-9　胸部手指冲击法

3. 用于自救的方法　适用于不完全气道梗阻伤病员，意识清醒，而且具有一定救护知识、技能，并且当时又无他人在场相助，打电话又困难，不能说话报告情况之下，所采用的自救方法。

（1）咳嗽法：当异物仅造成不完全性气道阻塞，患者尚能发声、说话、有呼吸和咳嗽时，可通过自主咳嗽所产生的高压气流促使异物排出呼吸道。

（2）腹部冲击法：患者一手握空心拳，将拇指侧朝向腹部，放于腹部脐上两横指处，另一手紧握该拳，双手同时快速用力向内、向上作 4~6 次连续冲击。

（3）椅背腹部冲击法：选择将上腹部压在坚硬物上，如椅背、桌沿、扶手铁杆等，连续向内、向上冲击 5 次，重复动作，直至异物排出。

（二）胸部手拳冲击法

适用于不宜采用腹部冲击法的伤病员，如肥胖者、孕妇等。

1. 立位胸部冲击法　适用于意识清醒的伤病员。①救护人员站在伤病员的背后，两臂从伤病员腋下环绕其胸部；②一手握空心拳，将拳眼置于伤病员胸骨中部，注意避开肋骨缘及剑突；③另一只手紧握此拳向内、向上冲击腹部 6~8 次，重复动作，直至异物排出。

2. 仰卧位胸部冲击法　适用于意识不清的伤病员。①将伤病员置于仰卧体位，头后仰，开放气道，施救者骑在伤病员髋部两侧；②用一只手的掌根置于患者胸骨柄中下段，另一只直接放在第一只手手背上，两手掌根重叠，利用施救者身体的重量，快速向上向内冲击腹部 6~8 次，重复动作，检查口腔，如有异物被冲出，用手及时清除。

（三）注意事项

1. 尽早尽快识别气道异物梗塞的表现，迅速作出判断。
2. 实施腹部冲击，定位要准确，不要把手放在胸骨剑突上或肋缘下。
3. 腹部冲击要注意防止胃反流导致误吸。
4. 预防气道异物梗塞的发生，如将食物切成小条，缓慢完全咀嚼，儿童口含食物时不要跑步或玩耍等。
5. 气道异物梗塞的救治方法适用于医务工作者或经过红十字会救护技术培训，具有救护技能的救护人员在现场对伤病员的救护。

（敖　欢）

自测题

选择题

1. 溺水急救首先应
   - A. 保持呼吸道通畅
   - B. 倒水处理
   - C. 口对口人工呼吸
   - D. 胸外心脏按压
   - E. 给予强心药

2. 气道异物清除中的立位胸部冲击法适用于
   - A. 意识清醒的成年人
   - B. 昏迷的成年人
   - C. 意识清醒的婴幼儿
   - D. 昏迷的婴幼儿
   - E. 肥胖者、孕妇

3. 患者，女性，45岁。炎热夏天，天气闷热，在外面连续工作4h，由于大量出汗导致失水、失钠等引起的周围循环灌注不足属于
   - A. 热痉挛
   - B. 日射病
   - C. 热衰竭
   - D. 热辐射
   - E. 热射病

4. 患者，男性，35岁，炎热夏天在高温下工作数日，近日出现全身乏力、多汗，继而体温升高，有时可达40 ℃，并出现皮肤干热、无汗、谵妄和抽搐，脉搏加快，血压下降，呼吸浅速等表现，考虑可能是热射病（中暑高热）。热射病的"三联征"是指
   - A. 高热、无汗、意识障碍
   - B. 高热、烦躁、嗜睡
   - C. 高热、灼热、无汗
   - D. 高热、疲乏、眩晕
   - E. 高热、多汗、心动过速

5. 患者，男性，42岁。在高温闷热的夏天室外工作，近日出现全身乏力、继而体温升高、有时可达40 ℃，并出现皮肤干热、无汗、谵妄和抽搐，脉搏加快，血压下降，呼吸浅速等表现，来急诊室就诊。考虑可能是热射病（中暑高热）。患者的病室应保持室温在
   - A. 18~20 ℃
   - B. 20~22 ℃
   - C. 22~24 ℃
   - D. 20~25 ℃
   - E. 18~22 ℃

第八章 灾难事故的现场救护

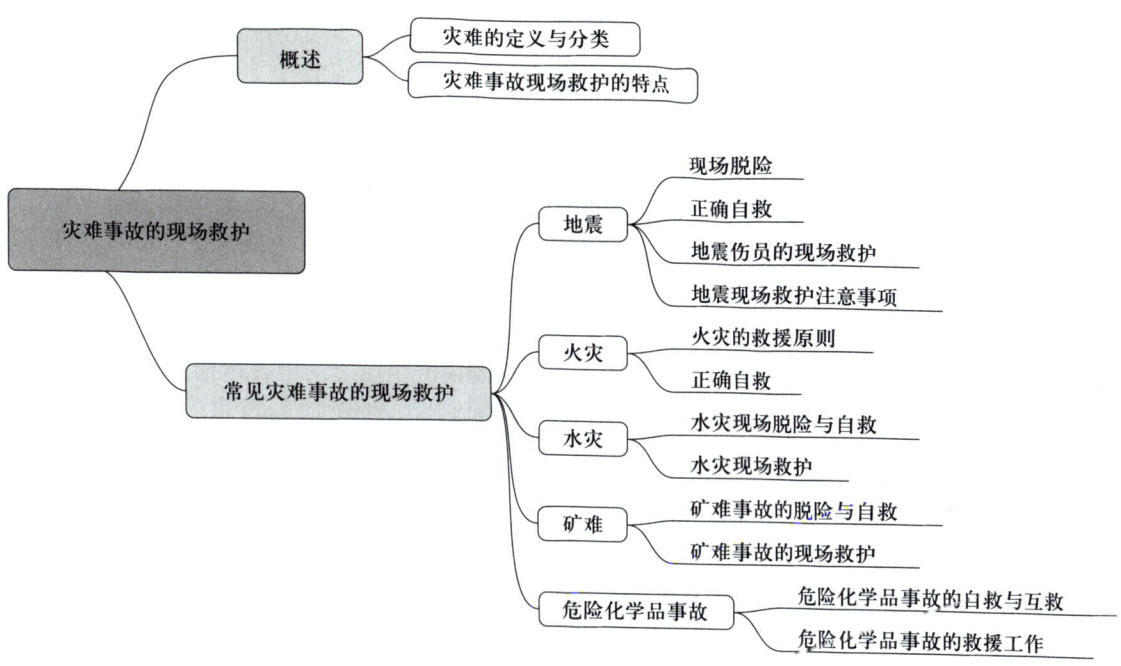

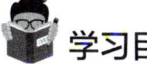 学习目标

1. 说出灾难的概念和分类。
2. 简述地震、火灾、水灾、矿难和危险化学品事故的脱险与自救方法。
3. 叙述地震、火灾、水灾、矿难和危险化学品事故的现场救护。

案例 8-1　患儿，男，8岁，被火烧伤左颈部及左肘部2h，当时立即抱起脱掉着火衣裤，见左颈部及左肘部烧伤处皮肤起大水疱，未行特殊处理，立即由家属急送县人民医院住院治疗十天后好转出院。

思考：
1. 该患儿初步诊断是什么？
2. 如何急救？

第一节 概 述

一、灾难的定义与分类

灾难（disaster）是指自然或环境突然巨变造成的人员伤亡、财产损失和生态破坏的现象。世界卫生组织（WHO）关于灾难的定义是：灾难是对一个社区或社会功能的严重破坏，包括人员、物资、经济及环境的损失和影响，这些影响超过了受灾社区或社会应用本身资源应对的能力。灾害和灾难有明显的界线，灾害的程度较轻，严重时成为灾难。

灾难一般分为自然灾难和人为灾难两大类。自然灾难包括：①地质性灾难，如地震、火山爆发、海啸等；②气象性灾难，如干旱、洪水、飓风等；③生物性灾难，如传染病流行、虫灾等。人为灾难包括交通事故、社会动乱、工矿事故、毒气泄漏等造成的人员伤亡和经济损失。

二、灾难事故现场救护的特点

1. **时间紧迫** 灾难事故发生突然，要求医护人员在最短的时间内做出迅速反应，尽快进入灾区实施救援，挽救伤员的生命。
2. **条件艰苦** 灾后现场停水、停电、食物供应不足、药品和医疗设备匮乏，通讯不便甚至中断，居住环境和医疗抢救条件差等，给急救人员带来很大的困难，因此救护人员必须具有健康的体魄、娴熟的技术、吃苦耐劳和勇于奉献的人道主义精神。
3. **任务繁重** 因伤员多（群体性），伤情复杂，救护人员少，又缺少医疗设备，医护人员必须在短时间内对伤员进行病情判断、分类检伤、积极救护、迅速安全转运伤员等。
4. **事故原因难确定** 损伤机制不同，伤情轻重不均，有些伤情严重，已发生休克，或呼吸困难，现场判断难，救护矛盾多，一时难以确定事故原因。
5. **涉及多行业、多部门** 灾难后的现场指挥、组织搜救、通讯联络、现场救护等涉及军队、公安、通讯、医疗等多部门共同协作，需密切配合，共同完成救援任务。

第二节 常见灾难事故的现场救护

一、地震

地震是指地球内部剧烈运动产生的震波，在一定范围内引起地面震动的现象，是一种地质性灾难。大地震严重影响人类繁衍生息和社会发展，瞬间可造成建筑物崩塌、公共设施瘫痪、人民生命财产严重破坏。在地震发生时及时脱险、震后自救及对伤员实施有效救治是至关重要的。

（一）现场脱险

1. **公共场所避难措施** 听从现场工作人员指挥，不要慌乱，不要在门口拥挤，要避开人流，避免被挤到墙壁或栅栏处；就地蹲下或趴在排椅下，注意避开吊灯、电扇、广告牌等悬挂物；用坚硬物体保护头部；地震过后，听从指挥，有序撤离。
2. **学校避难措施** 正在上课时，同学要在老师指挥下迅速抱头、闭眼、躲在各自的课桌下或课桌旁。在室外或操场时，可原地蹲下，双手保护头部，注意避开高大建筑物或危险物，震后有组织地撤离现场。
3. **汽车内避难措施** 如地震发生时，车辆正在行驶，立即减速并躲开电线、路灯、堤坝或高层建筑，停靠在路边。如正在桥上行驶，要保持低速，并拉开车距，然后停车，系好安全带留在车内。车不要停在桥下或上面会有东西砸在车上的地域。

（二）正确自救

1. 避开身体正上方或侧上方不结实的倒塌物、悬挂物或其他危险物品。
2. 搬开身边可移动的碎砖瓦等杂物，以扩大有限的活动空间。搬不动时千万不要勉强，防止周围杂物进一步倒塌。
3. 不要使用明火，不要随便动用室内设施，包括电源、水源等。
4. 设法用砖石、木棍等支撑残垣断壁，以防止余震时再次被埋压。
5. 闻到煤气及有毒异味或灰尘太大时，设法用湿衣物捂住口鼻，减少吸入。
6. 保持心情平静，不要乱叫，用敲击声向外求救，保持体力。

（三）地震伤员的现场救护

对于地震伤员现场急救，时间就是生命。救护人员要尽可能达到"快速反应、有效救治"的目的。遵循"先救命、后治伤、先抢后救、抢中有救"的地震现场救护原则及"先救后找、先救后治、先重后轻、先多后少"的现场救护顺序。特别要注意清除伤者口鼻中的泥土，保持呼吸道通畅。先救治已发现的伤员，后寻找可能存活的伤员；先寻找人口众多的地方，如学校、生活区、居民楼，后寻找人员较少的地方。救出伤员后，应迅速进行伤情评估、做好检伤及分类，并立即进行紧急救治，具体措施包括：

1. 及时处理呼吸道梗阻和窒息，确保呼吸道通畅　地震伤员可因掩埋、呛咳等造成呼吸道梗阻和窒息，应立即清除伤员呼吸道内的异物、分泌物、呕吐物等，可采用背击法、指抠咽喉法或腹部冲击挤压法等方法。舌后坠者，可用舌钳牵出或用口咽通气管。解开衣领、纽扣和腰带，取半俯卧位或侧卧位，头部转向一侧，以防止呕吐后误吸引起窒息危及生命。严重伤员，需紧急行环甲膜穿刺或气管插管术。
2. 立即止血包扎，建立静脉通道，纠正休克　对创伤性休克的伤员，应根据不同的致病原因和环境因素，采取不同的急救措施。有创伤、出血者应立即止血、包扎、固定、镇静、止痛，条件允许，应迅速建立静脉通道。失血严重者，应立即输血和使用血管活性药，必要时应用抗休克裤辅助治疗。
3. 早期防止感染治疗　地震灾害中伤员的伤口暴露、污染严重，易受各种细菌污染。对伤口早期进行清创，合理使用抗生素，防止感染。破伤风抗毒素或类毒素也应早期使用，防止破伤风的发生。
4. 合理搬运，快速安全转送　脊柱损伤的患者，应采取三人平托法或滚动法搬运伤员，同时置伤员于硬质担架上，取仰卧位，用约束带固定好。可用汽车、火车、轮船或飞机等工具转运伤员，要求"及时、迅速、安全、平稳"转送，以挽救伤员生命，减少后期并发症的发生。

（四）地震现场救护注意事项

1. 挖掘被埋压人员时应保护支撑物，以防进一步倒塌伤人。
2. 对被埋的幸存者，建立通风孔道，使伤者先暴露头部，清除其口鼻内异物，保持呼吸道通畅，如有窒息，立即进行人工呼吸。
3. 被压者不能自行爬出时，不能生拉硬扯，以免造成进一步受伤。
4. 救助中，注意脊柱保持中立位；脊椎损伤者，搬运时，应用门板或硬担架。
5. 挖出后立即判断意识、脉搏，判断伤情，给予相应处理。
6. 当发现一时无法救出的存活者，应立下标记，以待救援。
7. 救援人员的自我防护原则　学习应对突发灾难的个人防护知识，以集体培训和个人自学相结合，现场中做好自我防护及自救互救，避免二次损伤。熟悉地震发生后可能导致的环境污染，熟知灾难后易引起的传染性疫情，熟悉个人防护的分级原则，避免防护不足或防护过度。开展应对灾难的心理防护知识培训，采取合理的应对方式，可以增强心理适应能力，保持身心健康。

二、火灾

火灾（fire）是日常生活中最常见的一种灾害。火灾能严重威胁生命财产安全，影响经济发展和社会稳定。现代城市高层建筑增多，火灾隐患多，火灾呈上升趋势。高层建筑具有烟道效应，火灾蔓延快，人员疏散困难，灭火难度大，所以，高层建筑火灾重在预防，建筑设计施工要符合更高级别消防要求。根据2007年6月26日公安部下发的《关于调整火灾等级标准的通知》，新的火灾等级标准为：特别重大火灾、重大火灾、较大火灾和一般火灾四个等级。

（一）火灾的救援原则

火灾的救援包括救人和灭火两个方面，"救人第一"是火灾救援的总原则。救援人员在火灾现场首先评估环境，注意自身安全防护，避免自身伤亡。

1. 医疗救援 烧伤是火灾中常见创伤之一，烧伤现场急救的原则是先除去病因，立即脱离现场，迅速灭火，阻止烧伤面积继续扩大和创面继续加深，防止休克和感染，具体措施如下：

（1）脱离热源：脱去燃烧的衣服，就地翻滚，用水喷洒着火衣服。切勿奔跑，防止火借风势，越烧越旺；不得呼叫，防止吸入高热气流或烟雾造成吸入性损伤；不宜用手扑，以防手部烧伤。

（2）开放气道：检查呼吸道是否通畅，是否有呼吸道烧灼伤，清除口腔异物，吸氧，必要时气管切开。

（3）冷水湿敷：小面积烧烫伤可用冷清水湿敷局部肢体。

（4）包扎、止血、固定：伤口用干净敷料进行包扎，外伤大出血者应当给予止血，骨折应做临时固定。

（5）补液：严重烧伤患者要尽快建立2~3条静脉通道，快速有效地补液，预防和纠正休克，未建立静脉通道者可口服糖盐水。

（6）镇静、镇痛：疼痛难忍者应当安慰、鼓励，使其情绪稳定，必要时可酌情使用镇静、止痛药品。

（7）其他急救：中毒、坠落伤、挤压伤等，按相应急救原则急救。

2. 自救和防火演练 加强日常生活和工作中防火意识，提高群体使用防火、灭火工具的技能，防止小火演变成大火和火灾。加强在火灾中逃生和自救知识与技能的宣教、培训及演练。提高应对火灾的能力，火灾发生时可以大大减少伤亡。

（二）正确自救

1. 发生火灾时，如果火势不大，应奋力将小火控制、扑灭，千万不要惊慌失措，置小火于不顾而酿成大灾。

2. 家用电器着火后应先断电后灭火，用湿地毯或棉被等盖住电器，达到灭火和防爆双重目的。油类、乙醇等起火，不可用水去扑救，可用沙土或浸湿的棉被迅速覆盖。煤气起火，可用湿毛巾盖住火点，迅速切断气源。

3. 正确使用灭火器。

三、水灾

水灾又称洪涝灾害，泛指洪水泛滥、暴雨积水等导致河流、海洋、湖泊等水体上涨超过一定水位，对人类社会造成的灾害。水灾威胁人民生命安全，造成巨大财产损失，并对社会经济发展产生深远的不良影响。

（一）水灾现场脱险与自救

1. 迅速转移、发出求救信号 洪水到来时，不要心慌意乱，保持清醒镇静，迅速离开危险区域，有序撤离到高坡或山地，寻找逃生可用的漂浮物。利用随身携带的一切可用来发送求救信号的物品，如手电筒、哨子、旗帜、鲜艳的床单、布缎、沾油破布（用以焚烧）等，及时发出求救信号，以争取被营救。

2. 做好逃生准备　充分利用身边的救生器材逃生，扎制木排、竹排、搜集木盆、木材、大件泡沫塑料等适合漂浮的材料，加工成救生装置以备急需时逃生使用。

3. 做好互救　被洪水围困或落水后，尽可能保存自身能量。水中漂浮是专门用于水中求生的一种方法，要求所有的动作必须是自主的、松散的，以减少体力消耗，而不是尽快游离现场。

4. 保存体力，防止体温过低　寒冷是人在水中遇到的最大威胁之一，若体温迅速下降，会导致冻僵或冻死。在水中，穿衣物比不穿衣物体温下降得要慢，静止比游泳体温下降要慢得多。因此，在水中除接近高处、船只、救生人员或其他可抓牢的物体外，一般不要游泳，另外，尽可能地减少活动对预防体温过低非常重要。

5. 团结互助，战胜困难　在等待救护过程中，围困人员应尽可能地靠拢在一起，一方面易于发现，便于互救和被救，另一方面也有积极的心理安慰和鼓励作用，从而更好地应对灾难，最终战胜困难。

6. 防止触电　发现高压线铁塔倾斜或者电线断头下垂时，一定要迅速远离避开，防止直接触电或因地面"跨步电压"触电而造成伤亡。

7. 预防灾后传染病　洪水过后，要积极打扫好环境卫生，做好各项卫生防疫工作，预防疫病的流行，如伤寒、霍乱、痢疾、流行性出血热、钩端螺旋体病。

（二）水灾现场救护

特大洪水灾难来势汹涌，来不及逃难而落入水中，其伤员主要以淹溺为主，也可因房屋倒塌、树木山石等造成外伤，需要救护人员依据伤员情况，结合周围环境条件，采取高效的处理措施。

1. 尽快救出溺水者，清除口、鼻、呼吸道异物，畅通气道，松解衣领腰带，检查伤员呼吸、心搏情况，如呼吸心搏停止，立即行心肺复苏术；如有呼吸心搏，但明显呼吸道阻塞，立即倒水，具体方法同第七章淹溺，但要注意倒水时间不要过长，以免延误其他抢救措施。

2. 有外伤者，应进行对症处理，如止血、包扎、固定等。

3. 给予干燥的衣物、被褥、热水等，补充体力消耗，进行保暖。

四、矿难

矿难，是指在采矿过程中发生的事故，通常造成伤亡的危险性非常大。引发矿难的原因有多种，包括硫化氢有毒气体泄漏或者甲烷等天然气爆炸、煤炭粉尘爆炸、地震活动、水灾或者机械故障及指挥失误等。

（一）矿难事故的脱险与自救

当井下发生瓦斯、煤尘爆炸事故时，脱险与自救方法是：

1. 迅速背向空气震动的地方，脸向下卧倒，头要尽量低些，用湿毛巾捂住口鼻，用衣服等物盖住身体，使肉体的外露部分尽量减少。

2. 要迅速藏好自救器，辨清逃生线路方向，沿避灾路线尽快进入新鲜风流离开灾区。撤离中，要由有经验的老矿工领路，假如巷道破坏严重，又不知道撤退路线是否安全，就要设法找到永久避难硐室或自己构造临时硐室暂时躲避，安静而又耐心地等待外来救护。

3. 积极消除灾害，利用现场条件，在保证自身安全的前提下，采取积极有效的措施和方法，及时投入现场互救，将事故消灭在初始阶段或控制在最小范围内，最大限度减少事故造成的损失。

4. 躲避灾难时，每个人都要自觉遵守纪律，听从指挥，并严格控制矿灯的使用。积极主动照顾、关心受伤人员，时常敲击金属铁管、金属脸盆或对外光照，发出求救信号，并派出有经验的老工人（至少两人同行）出去侦察求救。经过探险确认安全后，大家就可以向井口退出，并在沿途做好信号标记，以便救护队跟踪寻找，如可能要寻找电话与外界取得联系，争取外来支援。

5. 发现烟雾或明火，要立即汇报，请求救援，处于火源进风侧人员，应迎着新风流撤退。处于火源回风侧人员，如果距离火源较近，且火势不大时，应迅速冲过火源撤到回风侧，然后迎风撤退；如果无法冲过火区，则沿回风撤退一段距离，尽快找到捷径绕到新鲜风流中再撤退。

6. 如果巷道已经充满烟雾，不要惊慌失措，要迅速地辨认出发生火灾的地方和风流方向，然后俯身摸着铁道或铁管有秩序地外撤。

7. 矿难时，出现电击伤，要迅速脱离（切断）电源，注意现场急救，实施心肺复苏。

（二）矿难事故的现场救护

1. **先看后抢** 进行评估现场，了解伤情。
2. **先抢后救** 使处于危险境地的伤员尽快脱离险境，移至安全、通风、平整地带后再实施救治。
3. **先重后轻** 对大出血、呼吸异常、脉搏细弱或心搏骤停、神志不清的伤员，应立即采取急救措施，挽救生命。昏迷伤员应注意维持呼吸道通畅，伤口处理一般先止血，后包扎，再固定，并迅速安全地转送附近医院。
4. **先救后送** 现场所有的伤员经过急救处理后，方可转送医院。尤其是对窒息、心搏呼吸骤停、大出血、开放性气胸、张力性气胸等伤员，应先解除窒息，进行心肺复苏术，包扎、止血，堵塞胸壁上的伤口和穿刺排气减压等急救措施。

五、危险化学品事故

化学品具有易燃、易爆、毒害、腐蚀、放射等危险特性，一旦发生事故，容易造成人员伤亡、财产损失和环境破坏。高校实验室应十分重视预防危险化学品事故的发生，要有应急预案，制定切实可行的危险化学品使用和管理制度，并狠抓落实工作。

（一）危险化学品事故的自救与互救

危险化学品事故具有突发性，因此现场人员要具有自救、互救的能力。

1. **自救** 自救是危险化学品事故现场急救工作最基本、最有效、最广泛的救援形式。自救行为的主体是现场员工，由于他们对危险化学品的了解、现场情况的知情、反应速度的迅速，发挥救援的作用最大，危险化学品事故现场急救工作往往通过自救行为能有效控制或解决问题。

2. **互救** 互救是指发生危险化学品事故时，事故现场的受害人员相互之间的救护以及他人或企业救护队伍或社会救援力量组织实施的一切救援措施与行动。互救是救死扶伤的人道主义和互帮互助的高尚社会主义精神文明的体现。在发生大的危险化学品事故，特别是灾害性危险化学品事故时，在本身救援力量有限的情况下，争取他人救助和社会力量的救援相当重要。化工系统职工医院、职防院所，特别是危险化学品事故应急救援中心在危险化学品事故医疗救援中，要充分发挥急救、指导、技术咨询、培训的重要作用，为救援工作的顺利进行做出应有贡献。

救援人员，特别是医务人员必须掌握自救与互救方面的基础知识和基本技能，如心肺复苏术、防护用品的正确使用、事故状态下的紧急逃生、撤离、烧伤或触电现场的紧急处置、外伤急救四大技术（包扎、止血、固定、搬运）等，使现场急救工作成效显著。

（二）危险化学品事故的救援工作

1. **应急处理** ①创建一条安全有效的绿色抢救通道；②控制危险化学品事故源；③控制污染区：检测界定污染边界，做出明显标志，指示人员和车辆进入，做好周围的交通管制；

④抢救受伤人员：将受伤人员迅速撤离至安全区进行抢救；⑤检测确定有毒有害化学品的性质和危害程度，掌握毒物扩散情况；⑥组织受污染区居民防护或撤离，指导受染区居民进行自我防护，必要时组织群众撤离；⑦对受染区实施洗消，寻找并处理各处的动物尸体，防止腐烂危害环境；⑧做好通信、物资、气象、交通、防护保障等；⑨抢救人员应根据毒情穿戴相应的防护器材，并严守防护纪律。

2. 医学救援　根据病情、接触情况和毒物性质，迅速将患者撤离事故现场，清除毒物，以阻止局部进一步损伤，防止有毒气体吸入体内。

（1）迅速转运，现场救治：现场正确施救对降低死亡率最为重要，应按照现场救治原则实施现场抢救，根据伤情，对患者及时进行鉴别分类，掌握后送指征，使患者在最短时间内能获得必要治疗。

（2）采取必要的防护措施：危险品化学事故发生后一定要做好一系列的防护工作，救援人员以及患者均要采取有效的防护措施，以防受损伤或进一步受伤。注意做好呼吸道防护、皮肤防护、眼睛防护和食品防护等几方面工作。

（3）对症和支持治疗：化学事故造成的复合伤，在临床上病情发展迅猛，救治困难，死亡率高，综合治疗至关重要。

（4）心理支持：突发的事故给患者造成的精神创伤是明显的，要特别注意公众心理危害程度，并立即采取正确的应对策略。

（陈远华）

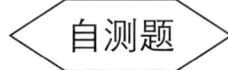 自测题

选择题

1. 在救援资源不足的情况下，现场分诊归类为需紧急救助的伤员不包括
   A. 大出血　　　　　　　　　　　　B. 小腿腓骨骨折
   C. 多根多处肋骨骨折　　　　　　　D. 心搏骤停
   E. 开放性气胸

2. 地震现场的救护原则是
   A. 先远后近、先挖后救、先易后难
   B. 先近后远、先挖后救、先易后难
   C. 先远后近、先挖后救、先难后易
   D. 先近后远、先挖后救、先难后易
   E. 先救后找、先救后治、先重后轻、先多后少

3. 地震后燃气泄漏时怎么办
   A. 切断总气源，迅速离开现场
   B. 打开抽油烟机
   C. 光线较暗且照明电路被地震破坏时，点燃蜡烛找到燃气泄漏口，用湿毛巾堵塞
   D. 用湿毛巾捂住口、鼻，找机会尽快逃离
   E. 打开排风扇排气

4. 发生火灾时，正确的应变措施为
   A. 呼救命，四处奔走
   B. 坐电梯逃走

C. 待在原地不动
D. 发出警报，疏散人员，在安全情下设法扑救
E. 可用手拍打着火的衣服

5. 高楼着火时，如果不是万不得已，不能采取的措施为
   A. 报警
   B. 向下疏散
   C. 向上疏散
   D. 逃生
   E. 对外发出求救信号

附 录

自测题参考答案

第一章自测题参考答案

1. C　2. B　3. E　4. B

第二章自测题参考答案

1. A　2. A　3. E

第三章自测题参考答案

1. B　2. B　3. C

第四章自测题参考答案

1. D　2. E　3. E　4. A　5. E

第五章自测题参考答案

1. D　2. B　3. B　4. D

第六章自测题参考答案

1. B　2. D　3. D　4. C　5. C

第七章自测题参考答案

1. A 2. E 3. C 4. A 5. D

第八章自测题参考答案

1. B 2. E 3. A 4. D 5. C

中英文专业词汇索引

C

超声心动图（ultrasound cardiogram，UCG） 32
持续生命支持（prolonged life support，PLS） 48
除颤（defibrillation，D） 48

D

电击伤（electric injury） 105

F

肺动脉楔压（pulmonary arterial wedge pressure，PAWP） 35

H

火灾（fire） 116

J

基础生命支持（basic life support，BLS） 48
急救医疗服务体系（emergency medical service system，EMSS） 3，4
急性中毒（acute intoxication） 75
进一步生命支持（advanced life support，ALS） 48

K

开放气道（airway，A） 48

L

颅内压（Intracranial Pressure，ICP） 41

R

人工呼吸（breathing，B） 48

W

无创动脉血压（non-invasive blood pressure，NIBP） 32

X

心电–机械分离（eletro mechanical dissociation，EMD） 47
心肺脑复苏（cardio pulmonary cerebral resuscitation，CPCR） 48
心排血量（cardiac output，CO） 33
心室颤动（ventricular fibrillation，VF） 47
心脏监护病房（coronary care unit，CCU） 2
胸外心脏按压（circulation，C） 48

Y

急救医疗服务体系（emergency medical service system，EMSS） 3
院前急救（pre-hospital emergency medical care） 8

Z

灾难（disaster） 114
中心静脉压（central venous pressure，CVP） 32
重症监护病房（intensive care unit，ICU） 2，28

主要参考文献

1. 刘均娥.急诊护理学.3版.北京：北京大学医学出版社，2015.
2. 张波，桂莉.急危重症护理学.4版.北京：人民卫生出版社，2017.
3. 邓辉，张蒙.急危重症护理.北京：人民卫生出版社，2016.
4. 李维棣，何荣华.急救护理学.2版.西安：第四军医大学出版社，2014.
5. 赵丽洁，但琼，袁迎春.急危重症护理.武汉：华中科技大学出版社，2018.
6. 王为民，来和平.急救护理技术.3版.北京：人民卫生出版社，2015.
7. 张继娜，李涛.急危重症护理学.3版.上海：同济大学出版社，2016.
8. 刘旭平.重症监护技术.2版.北京：人民卫生出版社，2015.
9. 吴显和.急危重症护理学.3版.西安：第四军医大学出版社，2014.
10. 狄树亭，马金秀，王扣英.急危重症护理技术.北京：中国协和医科大学出版社，2011.
11. 王卫，王辉.急救护理.北京：高等教育出版社，2013.
12. 高晓梅.急救护理学.郑州：郑州大学出版社，2013.
13. 高占玲.急救护理学.北京：北京大学医学出版社，2013.
14. 董红艳，赵小义，邓荆云.急救护理.武汉：华中科技大学出版社，2011.
15. 谭进，周晓丽.急救护理.西安：世界图书出版公司，2011.
16. 狄树亭，姜志连，雷芬芳.急救护理技术.武汉：华中科技大学出版社，2010.
17. 万晓燕，杜利.急救护理.武汉：湖北科学技术出版社，2011.
18. 谭进.急救护理.2版.北京：高等教育出版社，2011.
19. 孙永显.急救护理.北京：人民卫生出版社，2010.
20. 席淑华.实用急诊护理.上海：上海科学技术出版社，2012.
21. 杨丽丽.急救护理学.2版.北京：清华大学出版社，2011.